100歳まで元気でいたければ心臓力を鍛《きた》えなさい

医師・医学博士
大島一太

かんき出版

はじめに

心臓とはどのような臓器で、そこにはどんな役割があるのか。ほとんどの人が考えたこともないでしょう。

それは、その問いの答えが意識する必要もないほど明快だからです。

「心臓はカラダ全体に血液を送り続けるポンプである」

「心臓が止まれば、死んでしまう」

そうです。心臓は私たちのカラダにとって欠かすことのできない「命の源」であり、**一生涯にわたって黙々と働き続ける「命の泉」**なのです。

「人生100年時代」とよくいわれますが、そのうちハッピーに100歳を迎えられる方はどれくらいの割合でしょうか。

高齢者が充実した暮らしをしていくうえで、重要な事がらが2つあります。

それは「歩く力」と「食べる力」――つまり、自分の足で前へ進み、自分の口の中で食べ物を咀嚼《そしゃく》する力です。どちらかひとつでもできなくなると、カラダがいくら健康でも入院が必要になってしまいます。点滴につながれ、寝たきりになれば、もう元の生活に戻るのは難しくなってしまうのです。

歩く力不足を「ロコモティブ・シンドローム」、食べる力の不足は「オーラルフレイル」といいます。その内容や予防方法は後段で詳しく解説します。

そんな状態になるのを避けるために、必ず実践しなければならないのが**「心臓力」**の強化です。

健康な心臓は酸素や栄養をカラダ全体に効率的に供給し、体力や持久力を向上させます。心臓力を高めることで、より活発な生活を送ることができるのです。

そして、カラダの健康はＱＯＬ（クオリティ・オブ・ライフ＝生活の質）の土台となり、ハッピーな人生へとつながっていきます。

本書を読み進めていただければ、きっとどなたも納得していただけると思います。

50代以上の多くが心不全

みなさんは**「心不全」**にどのようなイメージをいだくでしょうか。

有名人の「心不全で亡くなった」というニュースの記憶によって、息が苦しくなったり胸に水がたまったりして、最期を迎えるときの状態だと、ほとんどの方が考えているのではないでしょうか。

ところが、じつは「心不全」とは**「心臓に負荷がかかったすべての状態」**を総称する病態であり、高血圧や不整脈、貧血、ぜんそく、あるいはタバコの吸い過ぎでCOPD（肺気腫など）になった状態も、広い意味で「心不全」といえます。

医師に「血圧が高めです」と診断された人も、元気にタバコを吸っている人も、「自分は心不全かもしれない」と自覚することからはじめましょう。**現在、高血圧の患者さんは全国に4300万人もいます。これは40歳を超えた日本人の約50％にあた**

り、該当するみなさんには特に「心不全」を意識していただきたいのです。

たとえ健康であっても、心不全は始まっていると心得ておくべきでしょう。「坂道や階段をのぼると息がきれる。私も歳ですね」というセリフをよく耳にしますが、それは年齢のせいだけではありません。高めの血圧が心臓に負荷をかけ、徐々に心不全がはじまっている場合も少なくないのです。

心臓を専門とする私は、50代以上の多くの人に「心不全」が隠れていると考えています。ただし、そのうち、いますぐ治療が必要な人はごく少数。ほとんどの人が「自分の心臓はちゃんと動いている」と感じているはずです。

しかし、**じつは、その「無自覚」が心臓にとって最大の敵といえるのです。**

いっぽう、高齢者のなかには、しっかり心臓が働いている人もたくさんいます。元気な人とそうでない人の心臓はどのように違うのか。

本書では、その内容をていねいに解説していきます。

自分の心臓はどの段階か？

心不全は時間をかけて徐々に進行していく病態です。これを最近ではガンと同じようにステージで分類するようになりました。

ＡＢＣＤと４つのステップがあります。

ステージAは「心不全の発症リスクはあるものの、心臓に器質的な障害を認めない」という状態です。いわゆる「高血圧」がここに当てはまります。

これをそのまま放置すると、ゆっくり心臓の形が変化していきます（器質的障害）。しかし症状はないので本人は気づきません。この状態が**ステージB**です。

高血圧がカラダに悪いということは、多くの人が認識していると思います。ですが、実際、放っておくと具体的に心臓はどうなるのか、ご存じでしょうか。

心臓は筋肉でできた袋のような臓器であり、高血圧を放置するとその筋肉（心筋）

がだんだん分厚く変化します。これを**「心臓肥大」**といいます。まったく症状がなくても、ステージAの人より著しく死亡率が上がることがわかっています(01)。

次に、「器質的心疾患に関連した症状を認めたことがある人」が**ステージC**に入ってきます。そして、ここからみなさんがイメージするような重症心不全となり、最期を迎える**ステージD**となるのです。

心臓力を高めるために重要なポイントは、自分がいまどの段階にいるのかを客観的に評価することです。**特に気をつけなければならないのは、何の症状もないステージAやBをきちんと意識すること。ステージCに至ると、心筋梗塞のように重大で、もう後戻りできない障害が発生するからです。**

そうなったら、心臓力どころの話ではなくなります。もちろん、きちんと治療すれば十分にハッピーな生活を送ることができますが、完全に健康な心臓に戻ることは困難です。さらに悪化すれば、寝たきりになってしまうかもしれない。AやBの段階できちんと心臓力を高めるための行動をとり、予防を始めなければなりません。

そう心がけることを、私は**「上流意識」**と呼んでいます。

「結果にはすべて原因がある」――その言葉が最もよく当てはまる臓器が心臓です。下流（重症心不全）で起きる問題は、じつは、上流でつくられています。だからこそ、自分がまだ上流にいるときに問題の芽を摘んでおかなければならないのです。

具体的には、高血圧、脂質異常症、糖尿病、動脈硬化、不整脈、睡眠時無呼吸症候群など、なんとなくカラダに悪そうな生活習慣病。これが上流にあれば、心不全の第1段階なのだと意識すること。

そして、その進行を遅くさせるために、いかにそれらをコントロールするかを考えながら日々の生活を送る。下流に至ってからでは、もう遅いのです。

これからくる「心不全パンデミック」

現在、日本人の心臓はかなり弱ってきています。

厚生労働省のデータ（2022年）によれば、日本人の死因の1位は悪性新生物（ガン）、**2位が心臓疾患**、3位が脳血管疾患（脳卒中など）です。この順位（老衰は除く）のおおまかな傾向は、1990年代半ばから変わっていません。

ガンで亡くなる人が多いことは、すでに知られていると思いますが、その患者数は約100万人。それに対して、**心不全の患者さんは約120万人で、2030年には130万人に達する**と予想されています。この数字を見るにつけ、心不全になっている人がいかに大勢いるかがわかります。

「心不全」は病態であり病名ではないので、死亡診断書には載りません。つまり、総称としての「心不全」が原因で亡くなっている人の数は、厚生労働省の発表よりはるかに多いということ。私たち心臓を専門とする医師は、この爆発的な増加を**「心不全パンデミック」**と呼び、高齢化社会が進むにつれ、どのように心不全の「患者さんたち」をマネジメントするのかに腐心しています。

心不全は「人生100年寿命」の前に立ちはだかる最難関の壁であり、**心不全を回避し、心臓力を高めることこそが健康への近道**――そこに疑いの余地はないのです。

「心不全とは、あらゆる疾患の終末像である」――そんなイメージだと思うのですが、いまはもうそんな時代ではありません。

ステージAやBという、まったく症状がない状態でも、それを心不全の第1歩ととらえて、進行しないように改善していくのです。

ガンはなぜ発生するのか、正確にはまだよくわかっていません。いっぽう、**心臓の病気、なかでも最も多く遭遇する血管が詰まるなどして発症する心血管病は、しっかり予防することができます。**

一つひとつをていねいに改善することで、心臓や血管に発生する心血管病を予防する、ひいては心不全を予防する、そういう見方を忘れずに、本書を読み進めていただきたいと思います。

心臓を蝕む5大リスク

心臓力をアップさせるために特に気をつけたいのが、次の5大リスクです。

■高血圧

高血圧は心臓や血管、そして全身の臓器にかかる負担そのもの。動脈硬化が進行すると、全身の臓器を障害する大きなリスクとなります。これについては、少し詳しく後述します。

■脂質異常症（コレステロール、中性脂肪）

悪玉コレステロールや中性脂肪の増加によって、動脈硬化が進行し、狭心症や心筋梗塞といった虚血性心疾患の大きな原因となってしまいます。

■糖尿病

糖尿病は動脈硬化が加速して進行し、心臓病、特に心筋梗塞の危険性が高まります。胸の痛みを感じない「無症候性心筋梗塞」にも注意しなければなりません。

■喫煙

喫煙は血管を傷つけ、血栓を形成し、動脈硬化を進行させ、心筋梗塞を引き起こします。低タール・低ニコチンタバコに切り替えても、心筋梗塞のリスク低下にはつながりません。タバコとガンの関係以上に危険です。

■家族歴

親子は顔が似るのと同じように、心臓についても家族歴の影響があります。親が心疾患を発症した場合、子も同様のリスクを負う場合がある。体質は遺伝するからです。ほかの項目に問題がなかったとしても、しっかりケアしていかなければなりません。

実際、血圧を下げてどれだけ健康になる？

日本高血圧学会の『高血圧治療ガイドライン２０１９』（ライフサイエンス出版）では、診察室で測った血圧が「収縮期（最高）血圧１４０㎜Hg以上、拡張期（最低）血圧90㎜Hg以上（診察室血圧）」を高血圧としています。

日本の高血圧患者は４３００万人。40歳以上の全人口の50％以上が高血圧という数字を聞かされると、みなさんビックリします。

また、中高年だけでなく、若者たちの血圧も上がり続けています。若い人たちの多くは血圧を計ったりしないので気づいていない、いわゆる**「かくれ高血圧」**ということもあるわけです。

世界的に見ても高血圧は急増しており、ＷＨＯ（世界保健機関）の調査では、25歳以上の3人に1人が高血圧で、世界で10億人を突破しています。近い将来、４３００万人の「高血圧患者」の数はどこまで増えるのか、想像もつきません。

高血圧はいま、日本人の健康をおびやかしている最大の敵といっていいでしょう。

それは、放っておくと多くの深刻な病気をもたらします。狭心症や心筋梗塞といった虚血性心疾患、それに心臓肥大からの心不全。そういう心臓の病気ばかりか、脳の血管が破れたり詰まったりすれば脳出血や脳梗塞、つまり脳卒中が発生します。

あるいは、腎臓が傷ついて人工透析が必要になったりすることも。

特に症状はなくても、すべての臓器に障害が発生する危険が高まります。

では、高血圧はどれくらい危険なのかというと……。

上（収縮期）の血圧が10上昇すると、狭心症や心筋梗塞を発症する危険性が15％、透析が必要となる腎不全が30％増え(02)、**血圧レベルの上昇とともに死亡率が上がり**

ます（03）。

さらに、**タバコを１日１箱吸うと虚血性心疾患のリスクは43％増加し、糖尿病になると、なんと２５０％も上昇。さらに、コレステロール値が10上がれば13％増加……など、高血圧に加えてリスク要因が重なっていくほど、心臓の健康は重大な危険にさらされていきます。**

血圧が１３０から１４０、１５０と上がるごとに患者さんの数は増加し、全死亡のうち約20％が１２０／80を超える血圧が原因となっていて、その数は年間10万人にのぼります（04）。

逆に、高血圧をきちんと治療すれば、心

わが国の脳心血管病による死亡数への各種危険因子の寄与（男女計）

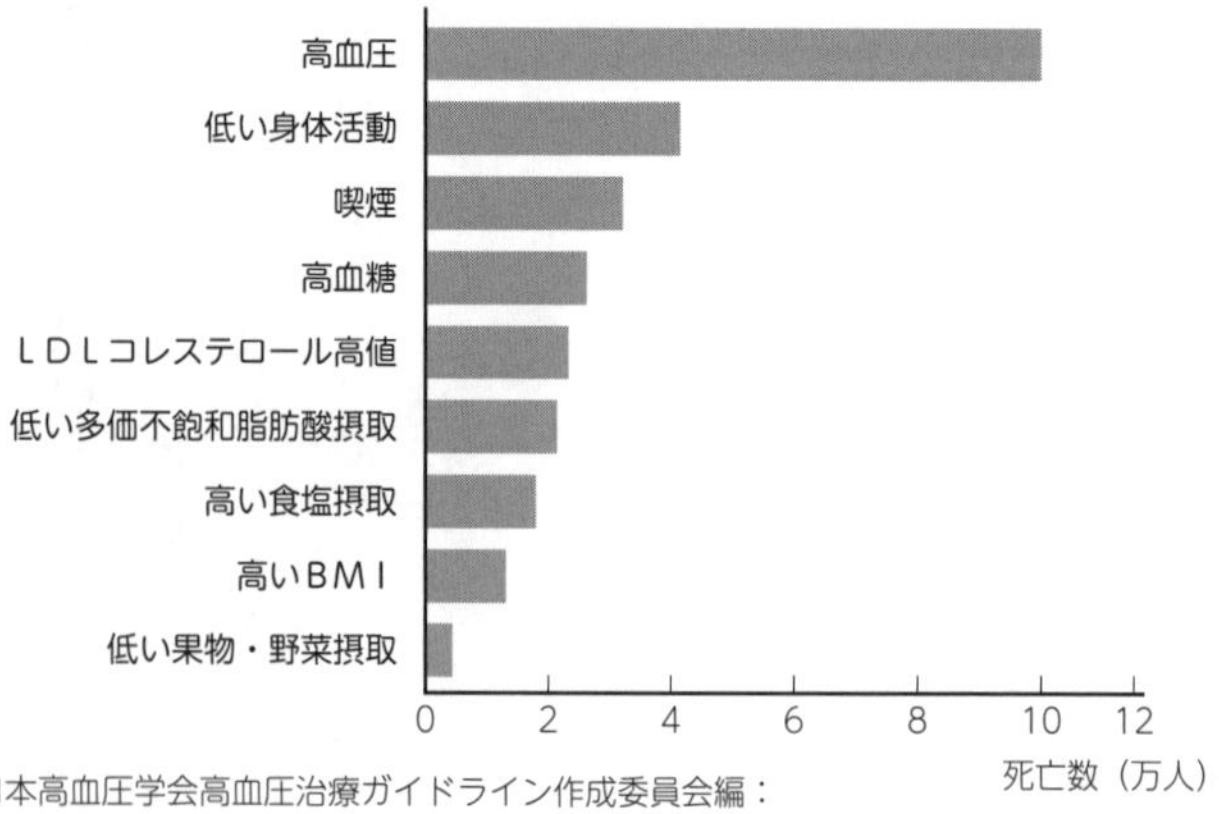

日本高血圧学会高血圧治療ガイドライン作成委員会編：
「高血圧治療ガイドライン 2019」ライフサイエンス社、P-6、表 1-3 より改変

臓病や脳卒中の危険性を大きく低下できます。上の血圧を10下げるだけで、狭心症や心筋梗塞のリスクは約5分の1、心不全と脳卒中のリスクは約4分の1、そして全死因による死亡は13％も減少します(05)。少し血圧を下げるだけで、大きく病気を回避できるのです。

ここで紹介した5つのリスク要因は、心臓にとって最も厄介な存在です。その別名は**「サイレントキラー」**と呼ばれています。のちほど、詳しく解説します。

さて、いま私は大学病院で心臓の専門医療に携わり、地元では開業医をしています。長年、病院で寝泊まりしながら、急性心筋梗塞や心不全といった重症の患者さんと向き合ってきた私が開業医の道を選んだのは、予防の重要性を実感したからです。

本書では、大学病院ならではの専門性の高い医療と開業医だからこそできる距離感の近い医療の双方を活かして、日々の診療でお話ししている内容から、特に予防の重要性を解説することにしました。

当然ながら、本書を上梓するまでには、たくさんの人々の後押しがありました。これまでご指導いただいた諸先輩方、救急や入院に日々対応してくれている病院の後輩たち、早朝から夜遅くまで元気に私を支えてくれている大島医院のスタッフに、心から感謝します。みなさんの力こそが、日々の医療現場で働く私の原動力です。

また、本書を発行するにあたり、構成、編集、煩雑な資料整理に多大なご尽力を賜った佐野之彦氏、ならびに企画実現へと導いてくださった中野健彦氏、そして出版の機会をつくっていただいたかんき出版の田中隆博氏に深謝いたします。

本書で紹介することは、巻末に出典を表記しているとおり、すべて確固たる医学的根拠にもとづいています。事実に則した内容であることが本書の特長です。もちろん医療の見解は様々です。一部に私見があることも申し添えておきます。

読んでいただくすべての方々、ひいてはひとりでも多くの方の100年を超える健康寿命を願い、本書をみなさんに捧げます。

2024年1月

大島一太

もくじ

100歳まで元気でいたければ心臓力を鍛えなさい

はじめに …… 2
50代以上の多くが心不全 …… 4
自分の心臓はどの段階か？ …… 6
これからくる「心不全パンデミック」 …… 8
心臓を蝕む5大リスク …… 10
実際、血圧を下げてどれだけ健康になる？ …… 12

第1章 「危険な心臓」で起こること

人の命は3本の血管に託されている …… 26
寿命を明らかにするホルモンがある？ …… 30
知っておきたい！ 心臓病のこと …… 32
心筋梗塞①〜心臓病その1 …… 34
心筋梗塞②〜心臓病その2 …… 36
狭心症〜心臓病その3 …… 38

不整脈～心臓病その4 …… 41
心臓弁膜症～心臓病その5 …… 42
心筋症～心臓病その6 …… 43

第2章　知らずに心臓力を下げる「サイレントキラー」

知らないと後悔する「心臓の上流意識」 …… 46
サイレントキラーは上流で待ち伏せる …… 48
悪玉・善玉コレステロールを本当にわかっていますか？ …… 50
LDLだけが悪玉ではない …… 51
高LDL、高血圧、糖尿病……重複したときの危険性 …… 53
健康診断を使って発症リスクを予測してみよう …… 54
自分だけのオーダーメイド治療法！ …… 56
高過ぎる善玉コレステロールにも要注意 …… 65
「コレステロール値を下げるとガンになる」の真相 …… 66

もくじ

コレステロール対策は45歳未満から！…… 67
「皮下脂肪」「内臓脂肪」そして「メタボ」の関係 …… 69
真のサイレントキラー「第3の脂肪」の正体 …… 72
たった3日間、脂っぽい食事をしただけなのに …… 73
糖尿病は全身の血管をボロボロにする …… 76
尿中微量アルブミンを一刻も早く見つける …… 78
血糖値の正しい見方 …… 80
タバコはわかりやすいサイレントキラー …… 84

第3章　心臓力を鍛える「1日の過ごし方」

朝の過ごし方　4つのススメ …… 88
朝日を浴びてリズムを生む
白湯を飲んでカラダを整える
家庭血圧を測定する

朝食は抜かずに食べる
昼の過ごし方 6つのススメ……91
座りっぱなしを避ける
「ゆっくりストレッチ」を日課とする
短い昼寝で心臓力を高める
コーヒーの飲み方にひと工夫
ストレスをコントロールする
タバコはいつやめても遅くはない
夜の過ごし方 5つのススメ……98
深夜の食事に要注意! おやつは午後3時に
お酒は血圧を高めない程度に
寒い浴室で熱いお風呂に入らない
ぐっすり眠るために睡眠中央値を決める
寝る前の水分のとり過ぎに注意

もくじ

第4章　心臓力を鍛える「ストレッチ法」

カラダのかたさと血管のかたさの関係……106
人生100年時代の「ロコモからの脱出」……108
「運動する」「しない」で驚くほど変わる心臓……110
有酸素運動の「ちょうどいい感じ」とは?……112
【やってみよう①】生涯歩き続けるための筋トレ法……116
【やってみよう②】貧乏ゆすりは健康ゆすり……118
「運動はどれくらいがいい?」に完全に答える「メッツ」一覧……123
歩ける距離と寿命は比例している……126

第5章　心臓力を鍛える「食事法」

ハッピーな100歳がもつ「食べる力」……130
心臓を直撃する食べ物とは?……133
塩分とのバランスをとる「ある栄養素」……135

どんな食べ物が問題か〜飽和脂肪酸と不飽和脂肪酸 …… 137
タマゴ論争に決着！　タマゴは何個までOKか？ …… 139
脂肪酸をコントロールして心臓を強くしよう …… 142
オメガ3とオメガ6の理想の比率 …… 146
命を延ばす「エイコサペンタエン酸」 …… 148
心筋梗塞が非常に少ないイヌイットの食の秘密 …… 149
毎日「サバ缶」は要注意！　正しい魚のとり方 …… 153
マーガリンで問題の「トランス脂肪酸」の真相 …… 157
バターvs.マーガリンのリアルな答え …… 159
気をつけたい「甘くない糖分」 …… 161
人工甘味料「糖質ゼロ」が糖尿病を招く …… 163
心臓に効く食べ物をいただく …… 164
1日5皿の野菜をとる〜5サービングのすすめ …… 166
塩分を減らす、頭のいいひと工夫 …… 168

食べ方だけでカラダが変わる……170
外食で健康的に食事する方法……175
ライフステージで変える食事～妊娠・胎児から成人期……177
ライフステージで変える食事～50歳以上……179

第6章 「グレーゾーンの心臓」ですべきこと

いまからでも遅くない！ 心臓力を強くするエッセンス……186
朝の家庭血圧がいちばん大事！……192
家庭血圧を正しく測定する方法……194
症状がなくても突然死はやって来る……196
病院や健康診断でみつからない「かくれ高血圧」……197
早朝・夜間の高血圧に警戒を……198
ゴルファー、ランナー要注意！ 心臓病で命を落とす季節……201
血圧を下げるクスリは何がいいか……203

「クスリはまだいいや」では遅いコレステロール……205
悪玉コレステロールを放置するとこうなる……207
高齢からでも遅くない！　悪玉を減らす健康メリット……212
コレステロールの量は遺伝するってホント？……215
ＦＨは心血管病に直結する最恐のサイレントキラー……217
性格によって心臓力にも強弱がある？……221
ストレスと心筋梗塞のまずい関係……224
寝ているときに呼吸が止まる恐ろしさ……226
睡眠時無呼吸症候群は治せるか……231

参考文献……239

第1章

「危険な心臓」で起こること

人の命は3本の血管に託されている

「心不全」のステージA～Dのうち、より早い段階で心臓力をつける意識、つまり**「上流意識」**の大切さを、みなさんに知っていただきたいと思います。

そこで本章では、上流の時点で無意識に過ごしていると、中流や下流で心臓がどのような病気に見舞われるのか、あらかじめお知らせしておきます。弱った「下流心臓」にしないための、意識づけのきっかけにしてください。

まず、「心臓とは何か？」からお伝えします。

心臓は筋肉でできた袋のような臓器であり、これがポンプのように収縮と拡張をくり返しています。生まれたときから黙々と、1日約10万回も鼓動を続けています。

心臓の表面には、心筋に血液を送る冠動脈という血管があります。冠動脈は心臓の右側に1本、左側に1カ所から2手に分かれる2本、それがさらに細かく枝分かれして、心臓の袋となる心筋を養っています。直径は2~3㎜で、王冠のようにグルリと心臓を取り巻いているので、「冠動脈」といいます。

この細い3本の冠動脈が、文字どおりの「命綱」。私たちの人生はこの冠動脈に託されているといっても過言ではありません。

血管の内腔にみなさんご存じのカテーテルを入れて、心臓の入口まで持っていき、そこから造影剤を流してレントゲン写真を撮影すると、冠動脈の形や構造がよくわかります。

心臓はよくハート型に描かれますが、そ

心臓と冠動脈

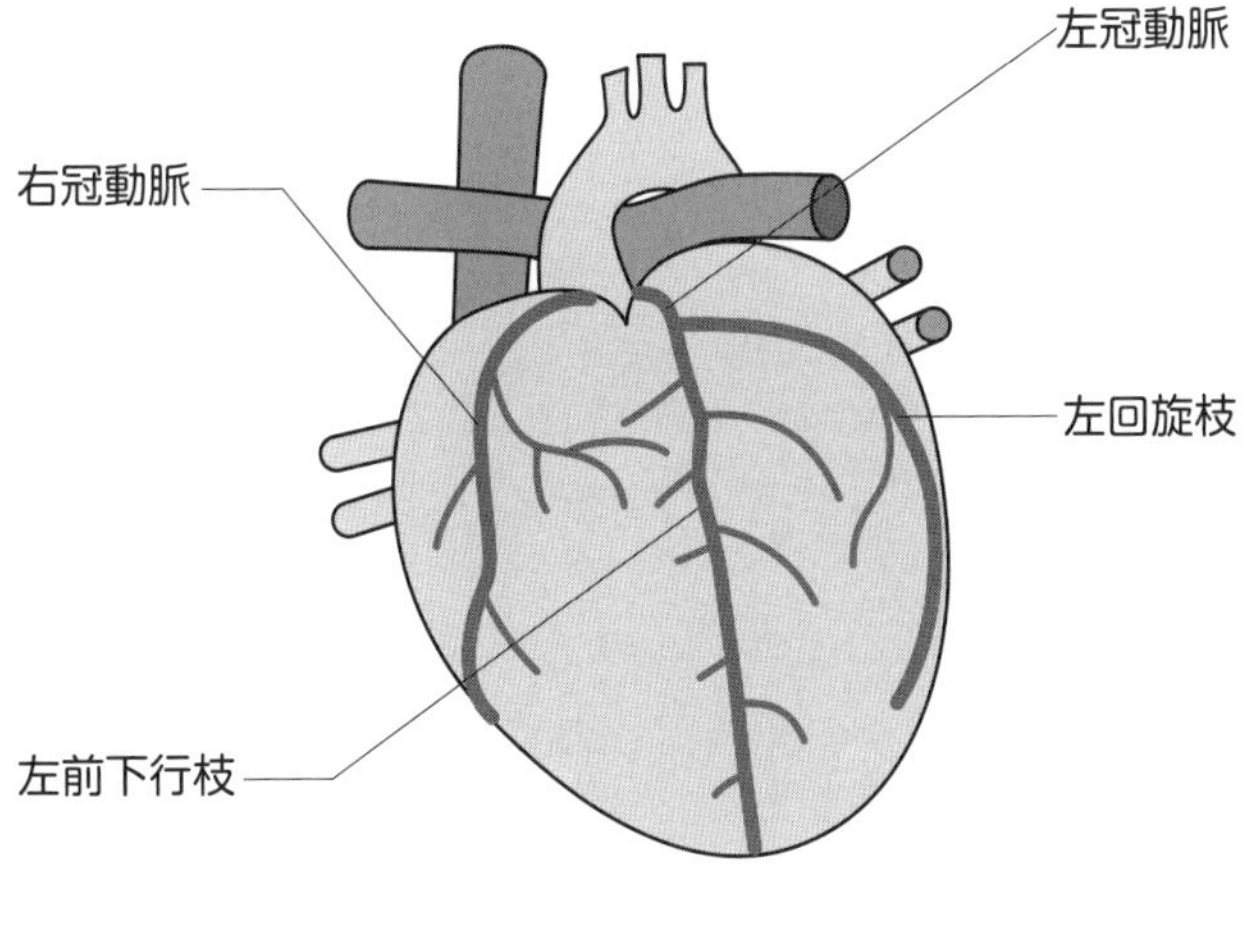

の右半分を流れるのが右冠動脈、左半分を2本に枝分かれして流れるのが左冠動脈です。

いっぽう、**心エコー図検査**を行うと、心臓がどのように血液を送り出しているか、目の当たりにすることができます。

まず心エコー図検査は、体の左側を下にして横に寝た状態で心臓を観察します。このためエコーの画像も、ハート型の心臓が左側に倒れた状態で描出されます。すると、心臓がポンプのように収縮しているのが見てとれます。健康な心臓は、全体的にしっかり収縮と拡張を繰り返しています。**正常な心筋の厚さは1㎝くらい。**それがドキンドキンと収縮して、心臓の中にある弁を通過して血液を全身へと送り出しています。

高血圧や脂質異常症、糖尿病、肥満、動脈硬化など、生活習慣病を放置すると心筋梗塞を発症してポンプ力が低下します。弁の開きや閉じ方に問題があると、弁膜症となって心不全が悪化します。心筋そのものに異常があると、心筋症となって心臓のポンプ力が低下します。心エコー図検査によって、これらが簡単にわかります。

下の画像は、健康診断で、以前から指摘されていた高血圧に加え、新たに心臓肥大を指摘されて大島医院を受診した70代の男性の心臓です。約10年前に受けた心エコー図検査の画像があり、当時の心臓を見ると、厚さ1㎝の心筋がしっかり収縮しているのがわかりました。心筋の厚みやポンプ力に問題はありません。

しかし、**この患者さんはその後10年以上、高血圧を放置しており、その結果、今回行った心エコー図検査では、正常では厚さ1㎝の心筋が、「受診時」の画像のように分厚く変化してしまっていた**

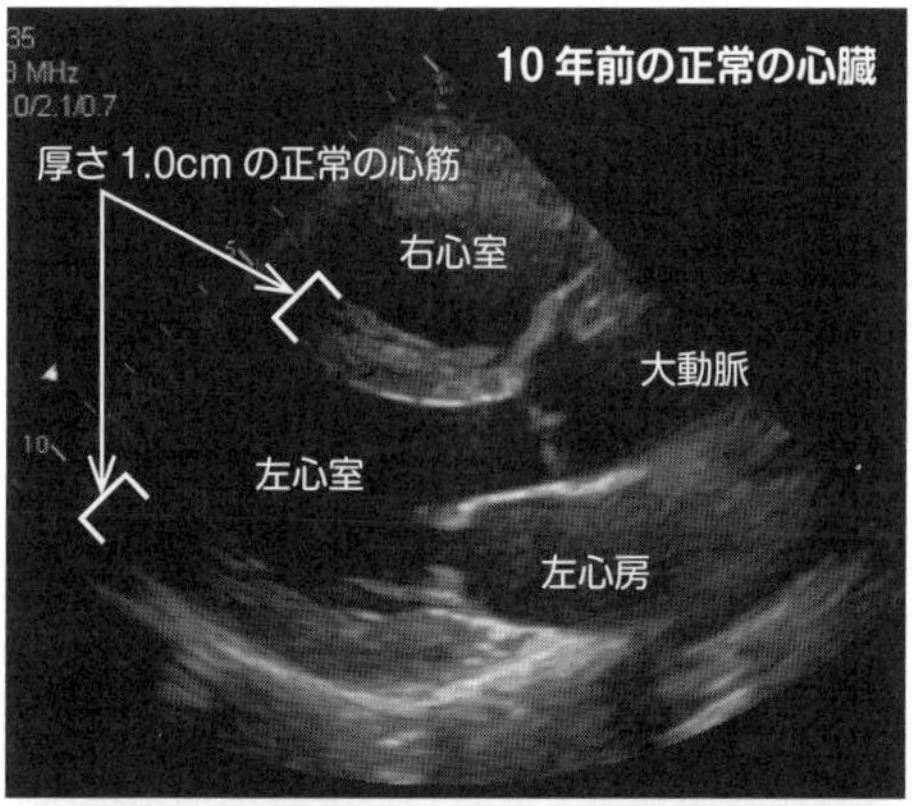

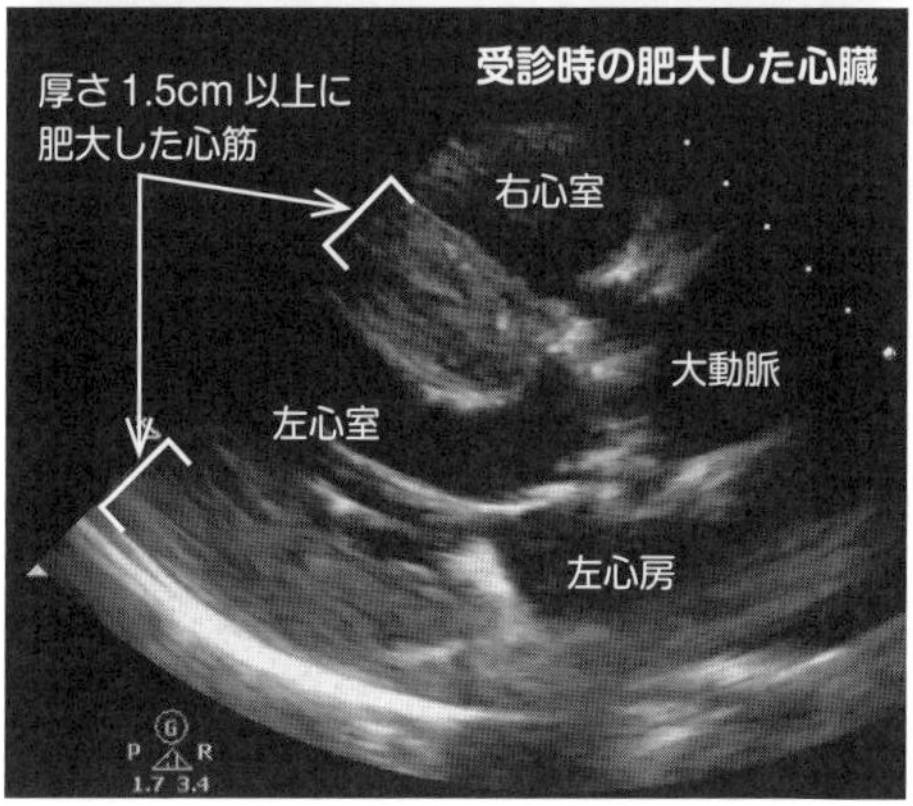

のです。これが高血圧による心臓肥大です。

症状がなかったので高血圧に対して無意識に過ごしてきたのでしょう。おかげで心臓のカタチが大きく変化し、心臓肥大になってしまったのです。

これは、心不全のステージがAからBへ進行したことを表しています。心筋梗塞や脳梗塞になってしまう前段階。このまま放置すれば心不全が急激に悪化することもある危険な状態と言わざるをえません。

長年対処を怠っていたために、心臓が大きく変化してしまいました。このような変化を**「リモデリング」**といって、いずれ心筋全体のポンプ力が低下し、回復できなくなってしまいます。

寿命を明らかにするホルモンがある？

心臓は血液を全身に送り出すポンプですが、ただ単に1日10万回も拍動しているだけではありません。じつは、**甲状腺や副腎といった臓器と同じように、心臓はホル**

モンを分泌しています。

そのホルモンは日本語で「脳性ナトリウム利尿ペプチド」といい、一般的には英語の略称**「BNP」**を用います。「脳性」という名がついていますが、それは最初にこのホルモンが発見されたのが脳だったからで、のちに、おもに心臓から分泌されていることがわかりました。

簡単に説明すると、**BNPとは、心臓がどのような状態にあるのかを調べるもの**で、一般の診療でも血液検査ですぐにわかります。心臓への負荷が高まったり、拍出する血液の量が少なくなったりすると心臓から分泌され、ストレスをやわらげ、心臓を保護する働きがあります。

つまり、BNPの値が高いと、心臓がそれだけ危ない状態に近づいているということ。その値によって、心不全の状態や重症度がわかるのです。

心筋梗塞などの重大な疾患はもちろん、高血圧など軽度の心不全も、このBNP値を測定することで有無を判断できます。心臓にかかる負担が大きいほど分泌され、

心不全の程度や予後、寿命までも明らかにすることができます。

このように、心臓はみずからの状態を外部に知らせる手だてを持ち合わせているのです。

知っておきたい！ 心臓病のこと

みなさんは「虚血性《きょけつせい》心疾患」という言葉をよく耳にされると思います。これは、心臓病のなかで最もよく遭遇する病気です。

血圧が高くなったり、悪玉コレステロールや中性脂肪がたまって脂質異常症になったり、糖尿病のコントロールが悪かったりすると動脈硬化が進行します。すると、血管の内側にコレステロールや脂肪の塊のような物質が付着してコブとなり、血管の内腔が狭くなって血流が悪くなります。このコブを「プラーク」といいます。

なかでも、心筋を栄養する「冠動脈」にプラークができて狭くなった場合を、「心臓の血管が狭くなる」という意味で**「狭心症」**といいます。

狭心症になると、歩いたときに胸が痛くなります。症状はだいたい2~3分ぐらい。安静にして休むと治まるというのが特徴です。

そして、そのまま放置してしまうと、いよいよプラークが破裂して血栓となり、冠動脈が詰まって閉塞してしまいます。そうなると、心筋に栄養を送り込む血流が突然なくなるので、心筋が壊死してしまう――これが**「急性心筋梗塞」**です。突然、激しい胸痛を自覚し、症状は30分から数時間続きます。冠動脈が詰まってしまっているので、狭心症のように休んでも症状は治りません。

このような狭心症や心筋梗塞を総称して**「虚血性心疾患」**といいます。特に、心筋梗塞は急激に発症する最も深刻な心臓病であり、全体の30~40%は突然死、時に瞬間死をきたす場合もあります。

心筋梗塞は、前段階に狭心症がなく、突然発症する場合も多くみられます。このような場合は、前兆となる症状がなく、その発症をまったく予測できません。ふだんから、たとえ症状がなくても、虚血性心疾患の原因となる高血圧や脂質異常症、糖尿病といった生活習慣病を、危険意識をもって管理できているかが問われるのです。

心筋梗塞①～心臓病その1

急性心筋梗塞の症状はとても特徴的なので、ぜひ覚えておいてください。

まず、症状が出たところ（胸部）を患者さんは手のひらで押さえて訴えます。指で示す狭い範囲ではなく、手のひらで示すような広い範囲のことがほとんどです。「先生、ここが痛いんです」と、指先で狭い範囲を示すときは、おもに神経や筋肉といった表在性の痛みが多いと思います。

いっぽう、**手のひらで示す広い範囲の胸痛は虚血性心疾患を疑わせるサインです。**手のひらで示すか、指先で示すかの違いが重要です。冷や汗をともない、症状は30分以上続いて悪化します。心筋が壊死しているので、心臓のポンプ力が低下して心不全になると、強い呼吸困難もあらわれます。

急性心筋梗塞はとてもリスクが高く、じつは全体の30〜40%の患者さんは病院到着に間に合いません。間に合えば、院内の死亡率は数%と救命率は良好です。しかし残念なことに、たとえ救命できても、心筋は壊死という永久的なダメージを受けることになってしまいます。

壊死した心筋はそのままですから、ポンプ力が低下します。このため**「重度の心不全」になると、胸に水がたまったり、足がむくんだり、少し散歩するだけで息が苦しくなったりして、日常の生活の質は大きく低下し、予後も不良です。**

心筋梗塞の患者さんが救急搬送されてくると、まず、本当に冠動脈が詰まっているかどうかを確かめます。

これがとても重要です。すぐに心臓カテーテル検査を行い、冠動脈のどこが詰まっているかを診断するのです。**冠動脈は、より太い上流部分で詰まるほど、その影響が広範囲となり、心筋壊死のダメージも大きく、心臓のポンプ力は低下します。**

さて、詰まっている血管をそのままにしておくと、心筋全体がダメになってしまうので、1分1秒でも早く血流を回復させなければなりません。

そのために、カテーテルから針金のようなワイヤーを操作して病変部に通します。続いて血栓吸引カテーテルという掃除機のような細くやわらかいカテーテルを用いて、詰まった病変部の血栓を吸いとります。すると、冠動脈の中から怪しげな物体が出てきます。これが血液の塊と悪玉コレステロールなどの脂質によるプラークです。

心筋梗塞②〜心臓病その2

血栓を取り除けば血液は再び流れるようになりますが、まだ血管の内腔はガタついています。そこで、しぼませた風船のまわりにステントという伸縮する金属の筒状の網になったパイプを装着して、血管の内部に入れていきます。

そして病変部で風船をふくらませるとステントが血管の内壁に圧着し、その後、風船だけしぼませて抜くとステントだけが残り、きれいに血管を広げて支えます。

これを**「ステント治療」**といいます。

風船だけを入れてふくらませるより、ステントを使ったほうが再発率は断然低く、一般的に広くステント治療が行われています。

ステントによって血管を拡張し、血流が復活すると、それまで「痛い、痛い」「死にそうだ。助けてくれ」と言っていた患者さんの症状はすみやかに改善します。

ここに至るまでいかに早くたどり着くか。火事でいえば、いかに早く消火できるかで、残りの心筋の能力が決まります。

専門の施設では365日、24時間体制で心筋梗塞の患

ステント治療

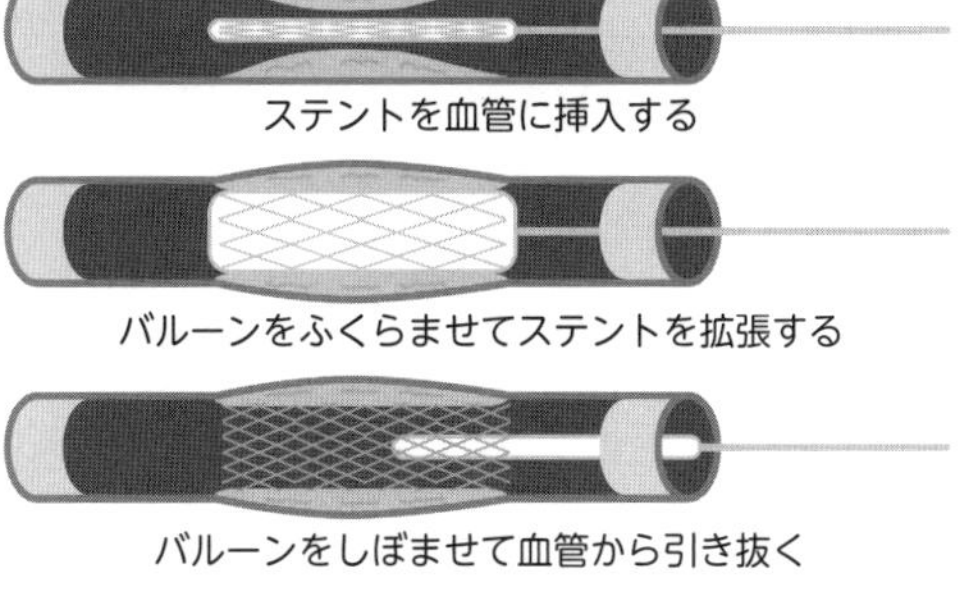

ステントを血管に挿入する
バルーンをふくらませてステントを拡張する
バルーンをしぼませて血管から引き抜く

者さんを治療できるように対応しています。**発症からいかに早く血流を再開できるかが、救命の鍵となるのです。**

しかし、どれだけ早く回復させることに成功しても、心筋の一部は壊死してしまうので、ポンプ力が低下し血液がいままでどおり拍出できなくなってしまうのも事実です。そうなると、心臓の中に血液がとどこおり、ポンプ力が低下するほど胸に水がたまって息が苦しくなったり、足がむくんで歩けなくなったりして心不全が悪化します。

場合によっては、心臓の中に血栓ができ、それが心臓から飛び出して脳へ至り、脳の血管を詰まらせて脳梗塞を発症したり、突然危険な不整脈があらわれたり、壊死がひどいと心臓が破裂して突然死をきたしてしまうこともあります。もし命が助かっても、生涯にわたり後遺症が残ってしまうことになるのです。

狭心症〜心臓病その3

狭心症も胸痛を自覚します。患者さんは指ではなく、手のひらでその部分を示します。そして、大事な特徴があるので、これもまた、よく覚えておいてください。

狭心症の胸痛は、多くは2、3分くらいしか続きません。

たとえば筋肉痛や神経痛といった表面的な痛みでは、数分間という短さではなく、数時間、ときに半日以上続いたりするものです。

ですから「先生、胸のココが1日中痛むんです」と指で狭い範囲を示して訴える患者さんは、まず狭心症ではありません。むしろ、「道を歩いたり、坂道をのぼったりしたときにちょっと胸が痛むけど、休むとすぐに治るんです」という訴えには、注意しなければなりません。

この、わずか2、3分間の短い胸痛というのが重要なのです。

狭心症は、冠動脈が75~90%くらい詰まると、日常生活で軽く運動するとき、つまり労作時に胸痛があらわれます。狭窄率が上がるほど、軽い労作で症状を自覚します。そして、さらに冠動脈の狭窄が進行して95%以上詰まりかかると、いよいよ安静時にも胸の痛みがあらわれるようになるのです。

最も簡単に診断できるのは心電図ですが、ここにもまた大きな落とし穴があります。それは、**「胸が痛い」という症状が出ているわずか2、3分の間の心電図でなければ診断できないということ。**健康診断や人間ドックなどで、狭心症の症状がないときに心電図をとっても、正常な波形が描かれるだけなのです。

正常な心電図ならば、結果はA判定。「特に問題なし」と診断されてしまいます。

しかし、それは症状が出ていないからに過ぎません。

狭心症の診断は、意外と難しいのです。

ここで最も重要なのが**「心筋梗塞になる前に狭心症を見つけ出して対処すること」**です。難しいとばかり言っていられません。

もし、狭心症なのに見つからなければ、その人は近い将来、心筋梗塞を発症して突然死してしまうかもしれません。狭心症の時点で発見してもらえるのか、もらえないのか……、それが運命の分かれ道になるのです。

2、3分の胸痛がくり返したり、その症状が悪化したりしていても、健康診断で「問題なし」と言われて安心してしまう人を見受けます。**こと狭心症に関しては、けっして健診結果を鵜呑みにしてはいけません。**

狭心症は心筋梗塞のように心筋が壊死するわけではなく、ただ血管が狭くなり、血流不足になっているだけなので、ステント治療などで広げてしまえば、特にポンプ力の低下といった後遺症もなく、元どおりに治すことができます。

不整脈～心臓病その4

心臓にはごくわずかな電気が流れています。この電気に刺激を受けた心筋が規則正しく収縮と拡張をくり返し、ポンプの働きをして血液を全身に送り出しています。

この電気の流れが乱れ、心拍や脈拍が不規則になってしまうのが「不整脈」です。

問題となる不整脈は何らかの心臓病が原因となっていることが多いのですが、心臓以外にも甲状腺や肺に原因があったり、健康な人に発症したりすることもあります。

なかには脳梗塞や心不全を引き起こし、時には突然死を招くこともあり、その診断はとても重要です。

ただし、狭心症と同じように**不整脈も、発生しているときの心電図を記録することで確定できます。ですが、持続時間が短いと、その瞬間を記録することができず、なかなか診断できません。**

このような場合は、24時間、ときに2週間にわたる長時間の心電図検査を行い、不整脈を診断します。最近では、腕時計で記録できるタイプも登場しています。

心臓弁膜症〜心臓病その5

心臓の中には4つの「弁」があります。それらは扉のように開いたり閉じたりして、血液を規則正しく一定の方向へと送り出しています。

それぞれ「大動脈弁」「僧帽弁《そうぼう》」「三尖弁《さんせん》」「肺動脈弁」といいます。

これらの弁が壊れ、開かなくなったり閉じなくなったりすると、正しい血流が妨げられて、危険な不整脈や心不全を引き起こします。それが**「心臓弁膜症」**です。

心臓弁膜症を完治させるには、自分の弁を修復したり、人工の弁に取り換えたりする外科手術が必要です。ただし、弁膜症を早期に発見することができれば、悪化を予防して手術しなくてすんだり、手術のタイミングを大きく遅らせたりすることが可能です。

また、たとえ心臓弁膜症と診断されても、以前は心臓を短時間停止させて、人工弁に取り換える大がかりな外科手術しかできませんでしたが、現在では開胸や心臓停止を行うことなく、カテーテルを使って治療できるようにもなりました。外科手術が不要ということもあり、**85歳以上の高齢者でもメスを使わず安全に治療できる機会が増えています。**

心臓弁膜症は、早く発見して適切に管理・治療することで、十分に心臓力を維持、回復させることができます。

心筋症〜心臓病その6

心臓の袋の部分である心筋が病気になることを、**「心筋症」**といいます。

日常診療でしばしば診断されるのは、**心筋が厚くなる肥大型心筋症や、薄くなる拡張型心筋症、高血圧による高血圧性心筋症などです。また、そのほかに、遺伝やクスリの副作用による心筋症、心筋に異常な成分が沈着する心筋症、スポーツによる心筋症**など、その種類は多岐にわたります。

一部の心筋症は、危険な不整脈を誘引して突然死の原因になったり、心臓の機能が低下して心不全を引き起こします。

ただ、日頃から健康診断を受診していれば、診断はそれほど難しくありません。正しい治療によって予後も十分に改善できます。私が院長をつとめる大島医院にも90歳を過ぎた心筋症の患者さんが来院されていますが、スポーツジムに通うなど、とても元気にしていらっしゃいます。

第2章

知らずに心臓力を下げる「サイレントキラー」

知らないと後悔する「心臓の上流意識」

より豊かな人生を送り続けるには、心臓力を向上させることが必須です。そして、そのためには、日々の生活のなかで心臓にしのび寄る「危険因子」を遠ざけ、心不全を未然に防ぐことに尽きます。

心臓力を低下させる危険因子は、時間を川の流れにたとえるなら、上流から中流、下流へと進むにつれて悪影響を及ぼします。長い年月をかけて、徐々に蓄積されたさまざまな危険因子が、心臓に負担をかけるのです。

まずは、その存在を知っておかなければなりません。

川の流れのような人生において**「ハッピーで大河のような100歳」**を迎えるためには、心臓が元気に動いていることが大前提です。

本章では、心臓力にとって最も重要な「上流意識」をしっかり身につけるための基礎知識と、大切な情報を紹介します。

私たちの心臓をおびやかす危険因子は、ひっそりとしのび寄ります。いわゆる「生活習慣病」は、その人の食生活や行動にのっとってカラダの中に蓄えられ、あるいは機能を劣化させていきます。

具体的に言うと、それは11～12ページでお伝えした高血圧、脂質異常症（コレステロール、中性脂肪）、糖尿病、喫煙、そして家族歴の5つ。これらに共通する重要な特徴は、「症状がない」ということです。

このような危険因子は、広く「サイレントキラー」と呼ばれています。

症状がないのに、どうやって治療に結びつければいいのでしょうか。

その答えは、危険を学び、知識をつけること。たとえば、痛みがあれば「先生、クスリをください」と言えます。ですが、症状もないのに「クスリを飲む」「治療する」ということを理解するには、学びを通じて危険意識を深めるしかないのです。

サイレントキラーは上流で待ち伏せる

上流意識のなかでもいちばん大切なことは、最上流にある脂質異常症や高血圧、糖尿病を正しく認識することです。それぞれは特に症状もありませんから、自覚症状がきっかけで受診する人はいないと思います。

まずは、その「無意識」をやめて、たとえ症状がなくても1年に1回くらいは自分のカラダをチェックしましょう。これらの「上流疾患」は、健康診断で判明します。

たとえば、コレステロールや中性脂肪の値は、早ければ20代から30代の時点で上がり始めます。しかし、なにかカラダに異変を感じないかぎり関心もないでしょうし、健康診断を受ける人も少ない。

もし、数値が上がって医師から注意されても、気にかける人はほんの一握りです。これでは、健康的な人生を送ることは難しくなってしまいます。

上流意識

下流の病気を防ぐために
上流でしっかりカラダを管理する

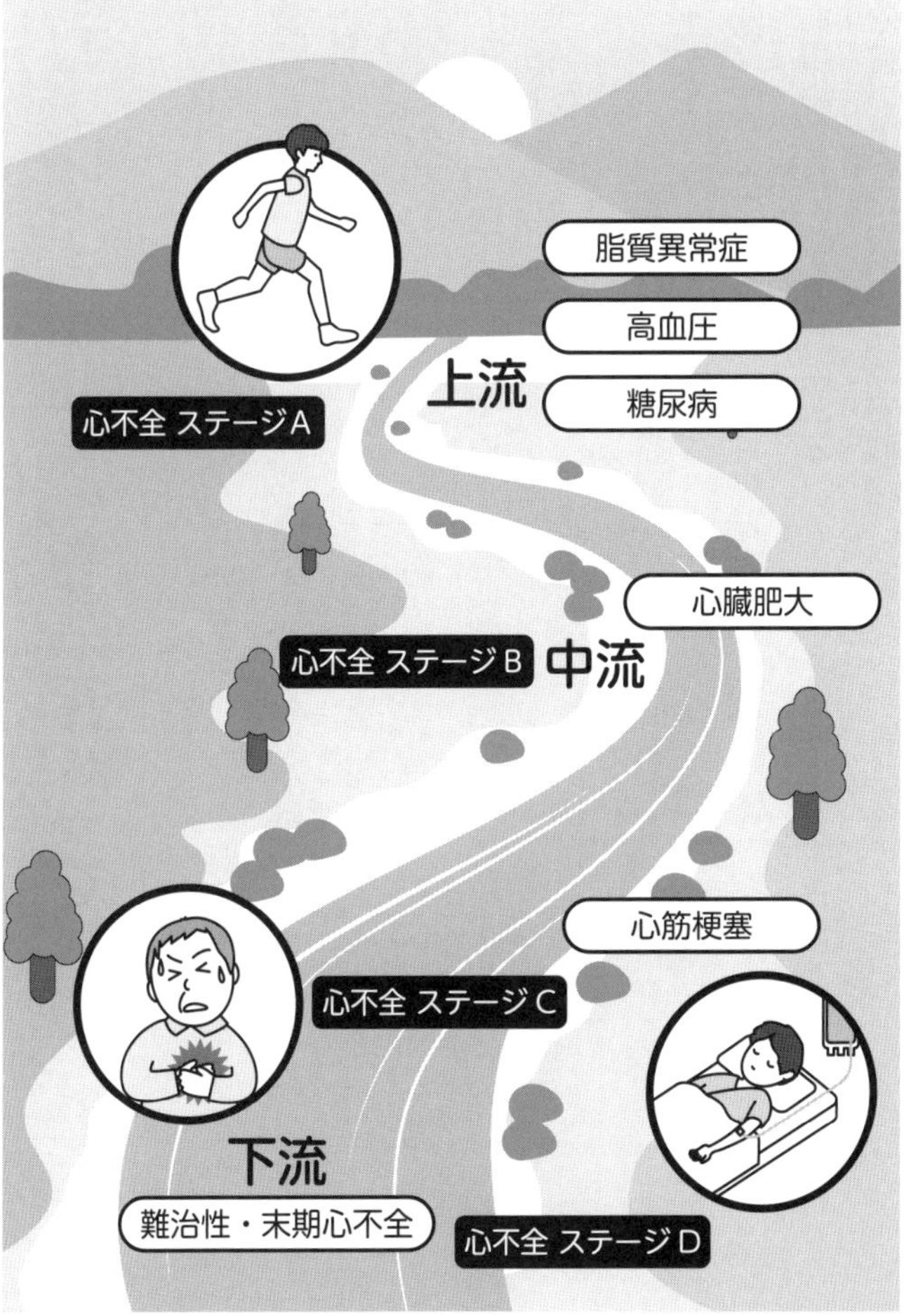

脂質異常症
高血圧
上流
糖尿病
心不全 ステージA
心臓肥大
心不全 ステージB
中流
心筋梗塞
心不全 ステージC
下流
難治性・末期心不全
心不全 ステージD

悪玉・善玉コレステロールを本当にわかっていますか？

悪玉コレステロールや中性脂肪の値が高い場合や、善玉コレステロールの値が低い場合を**脂質異常症**といいます。これは、最上流にある生活習慣病のひとつです。

コレステロールは体内組織の細胞膜やホルモン、脂肪の消化吸収を助ける大切な役割を担っている脂質のひとつですが、多くの人がご存じのように、血管を詰まらせる悪い働きもします。**「悪玉コレステロール」「善玉コレステロール」**に分けられ、特に注意が必要なのが「悪玉」です。

悪玉は**「ＬＤＬ」**といって、値が上がるとカラダに悪い。対して**「ＨＤＬ」**と呼ばれる善玉は、「ゴミ」であるＬＤＬを排除する「掃除機」と考えればわかりやすいでしょう。血中のＬＤＬが血管にベタベタと貼り付いてしまういっぽうで、ＨＤＬはそれらを掃除機のように吸い取り、肝臓に戻してくれます。

したがって、ゴミが少なく掃除機が多いほうが、血管にとって好都合。それが逆にゴミが多くて掃除機が少ないと脂質異常症となるのです。また、**中性脂肪（トリグリセライド）**の値が上がった場合も同様です。

ＬＤＬだけが悪玉ではない

健康診断で**悪玉（ＬＤＬ）コレステロールの値が１４０を超えた場合、善玉（ＨＤＬ）コレステロールが40よりも少ない場合、そして、中性脂肪が１５０を超えた場合**……これらのうち、ひとつでも当てはまれば、脂質異常症と診断します。

最近では、健康診断に**「ｎｏｎ‐ＨＤＬ」**という項目を目にする機会が増えました。これも、けっして見逃してはいけない項目です。じつは、血液中には悪玉（ＬＤＬ）コレステロールとは別の悪玉がひそんでおり、それらを含めたすべての悪玉の量を表すのがコレだからです。ｎｏｎ‐ＨＤＬの値は総コレステロールよりも正しく、

ＬＤＬと同じくらい心筋梗塞の発症を予測できることがわかっています（06）。**多くの研究で、１４０㎎／㎗くらいから狭心症、心筋梗塞の発症や死亡リスクが高まり、１７０以上になると、かなり高いリスク上昇が示されています**（07 08 09）。

ほかのサイレントキラーがある人は、１５０～１６９くらいから注意してください。

ｎｏｎ－ＨＤＬは、総コレステロールからＨＤＬ（善玉）を引き算して求めます。

○ｎｏｎ－ＨＤＬ＝総コレステロール－ＨＤＬ（善玉）
基準値：90～１４９㎎／㎗　脂質異常症と診断：１７０以上

コレステロールやｎｏｎ－ＨＤＬの値が高いと、単なる脂質異常症というだけでなく、甲状腺機能低下症など、他の病気が隠れていることがあります。逆に値が低過ぎるときは、栄養障害や肝硬変などのこともあり、どちらも注意が必要です。

一般に血中脂質の評価は、10時間以上絶食した空腹時の採血で行いますが、ｎｏｎ－ＨＤＬは食事の影響を受けにくいので、食後でも採血できます。

特に中性脂肪値が高い人は、悪玉（ＬＤＬ）だけでなく、ｎｏｎ‐ＨＤＬもチェックしてください。悪玉（ＬＤＬ）とｎｏｎ‐ＨＤＬが両方とも目標に達すると、動脈硬化のリスクを大きく抑えることができます。

高ＬＤＬ、高血圧、糖尿病……重複したときの危険性

悪玉（ＬＤＬ）コレステロール値は、低ければ低いほど、心血管病の発症や死亡リスクが下がり、逆に高くなるほどリスクも上がることがわかっています(10 11 12)。つまり、生きている間にあなたの血管がどれくらいの量のコレステロールに暴露されたかが重要です。

雪が降る時間が長ければそれだけ積もる量も多くなるように、コレステロールの値が長期にわたって高ければ、血管も詰まりやすくなってしまうのです。

生活習慣病に関するデータを収集し、その結果を医学的に分析して傾向を割り出すには、とても長い時間と労力を要します。特定の人物の健康を長年にわたって追跡・

調査しなければならないからです。

ただ、日本にはそのような貴重な成果を生み出している研究がいくつかあります。ひとつは、大阪府吹田《すいた》市の一般住民を対象にした**「吹田研究」**です。

この有名な研究では、45歳で悪玉（ＬＤＬ）が１６０以上ある人は一生のうちに狭心症や心筋梗塞を発症するリスクが男性47・2％、女性10・2％と割り出しています(13)。

高血圧や糖尿病など、他のサイレントキラーとの重複があれば、心血管病の発症率や死亡率はさらに上昇。たとえば、同じレベルの高血圧でも、そこに高い悪玉（ＬＤＬ）値が加わると、狭心症や心筋梗塞の発症率ははね上がります。

それらの危険因子は、足し算ではなく掛け算となって、心血管病の発症や死亡リスクを高めるのです。

健康診断を使って発症リスクを予測してみよう

もうひとつ、福岡県糟屋《かすや》郡久山町《ひさやままち》の**「久山町研究」**によるスコアが示す「日本人の動脈硬化性疾患の発症予測モデル」(『動脈硬化性疾患予防ガイドライン2022年版』/一般社団法人日本動脈硬化学会)を紹介しましょう(14)。

久山町研究とは、1961年以来、久山町で40歳以上の住民を対象に行われている疫学調査研究で、生活習慣病に関する世界的な成果を生み出しています。

同町の住民構成は、年齢、職業分布ともに全国平均とほぼ同じであり、かたよりのない平均的な日本人集団とされています。その住民が長年にわたり研究に参加しているのです。つまり、これは実際の調査をもとにして作成された医学的にとても信頼できる内容であり、「上流意識」を定着させるためにきわめて有用なデータです。

ここに掲載した「予測モデル」は、サイレントキラーである危険因子のポイントを合計することで、狭心症や心筋梗塞、脳梗塞などに関して、10年後の発症リスクを知ることができます。発症の確率が2%未満を低リスク、2%以上10%未満を中リスク、10%以上を高リスクと考えます。

あくまで40歳以上の予測であり、40歳未満には使えません。喫煙は現在習慣的に毎日1本以上吸う人を「喫煙あり」とし、過去の喫煙者は「喫煙なし」で計算します。

血圧に関しては降圧薬服用の有無の記載はありませんが、**一般に血圧のレベルが同じなら、降圧薬を服用している人のほうが脳卒中のリスクが高いことがわかっているので、少し注意が必要です**(15)。

一般的な健康診断に含まれている項目のため、自分の健診結果から簡単に割り出し、健康増進に活かすことができます。

たとえば、「60歳男性・血圧140」と少し高め、「糖尿病なし」「LDL 120」運動不足で「HDL 38」と正常よりやや低め、「喫煙なし」……このような人はたくさんいます。それでも合計が13点となり、今後10年間で狭心症や心筋梗塞、脳梗塞を発症する危険性は10％を超え、意外にも高リスクになってしまいます。

ぜひ、あなたも健診結果を手元において「自分の状態」を確認してください。

自分だけのオーダーメイド治療法！

では、悪玉（LDL）はどこまで下げればよいのでしょうか？　それは、あなたが

久山町スコアによる動脈硬化性疾患　発症予測モデル

①性別	ポイント
女性	0
男性	7

②収縮期血圧	ポイント
<120 mmHg	0
120〜129 mmHg	1
130〜139 mmHg	2
140〜159 mmHg	3
160 mmHg 〜	4

③糖代謝異常（糖尿病は含まない）	ポイント
なし	0
あり	1

注1：過去喫煙者は⑥喫煙はなしとする。

④血清 LDL-C	ポイント
<120 mg/dℓ	0
120〜139 mg/dℓ	1
140〜159 mg/dℓ	2
160 mg/dℓ	3

⑤血清 HDL-C	ポイント
60 mg/dℓ	0
40〜59 mg/dℓ	1
<40 mg/dℓ	2

⑥喫煙	ポイント
なし	0
あり	2

①〜⑥のポイント合計	点

下表のポイント合計より年齢階級別の絶対リスクを推計する。

ポイント合計	40〜49歳	50〜59歳	60〜69歳	70〜79歳
0	<1.0%	<1.0%	1.7%	3.4%
1	<1.0%	<1.0%	1.9%	3.9%
2	<1.0%	<1.0%	2.2%	4.5%
3	<1.0%	1.1%	2.6%	5.2%
4	<1.0%	1.3%	3.0%	6.0%
5	<1.0%	1.4%	3.4%	6.9%
6	<1.0%	1.7%	3.9%	7.9%
7	<1.0%	1.9%	4.5%	9.1%
8	1.1%	2.2%	5.2%	10.4%
9	1.3%	2.6%	6.0%	11.9%
10	1.4%	3.0%	6.9%	13.6%
11	1.7%	3.4%	7.9%	15.5%
12	1.9%	3.9%	9.1%	17.7%
13	2.2%	4.5%	10.4%	20.2%
14	2.6%	5.2%	11.9%	22.9%
15	3.0%	6.0%	13.6%	25.9%
16	3.4%	6.9%	15.5%	29.3%
17	3.9%	7.9%	17.7%	33.0%
18	4.5%	9.1%	20.2%	37.0%
19	5.2%	10.4%	22.9%	41.1%

『動脈硬化性疾患予防ガイドライン 2022 年版』／日本動脈硬化学会
P69 図 3-2 より改変

他のサイレントキラーをどれくらい持っているかによって決まります。

それは、人それぞれですから、コレステロールの治療はまさにオーダーメイドということになります。だから、**「健診の基準内に入っていればそれでよい」という簡単な話ではありません。**

そこで、62～63ページのチャート図をご覧ください。これは、日本動脈硬化学会が作成した悪玉（ＬＤＬ）コレステロール管理目標です。そして、長年に及ぶ数多くの研究エビデンス（証拠、裏付け）が詰まった、シンプルかつ信頼性の高いものです。これを使えば、「自分がいまどの位置にいて、今後どうすればよいのか」が、手に取るようにわかります。

【おもな指針】

狭心症や心筋梗塞、脳梗塞などの既往がある人

↓「二次予防」に該当

■悪玉（ＬＤＬ）コレステロールを１００、リスクに応じて70㎎／dℓ未満にコントロール

■糖尿病や遺伝的な家族性コレステロール血症（後述）などがある人は、管理不良が続くと再発率や死亡率が高まるので、「悪玉（ＬＤＬ）コレステロール70未満」を一刻も早く達成する(16)

狭心症や心筋梗塞、脳梗塞に一度もかかったことがない人
↓「一次予防」「低リスク」「中リスク」に該当

■食事や運動療法などで生活習慣の改善を行う
■リスクに応じて目標値クリアをめざす
■最も優先するべきなのは、悪玉（ＬＤＬ）コレステロールの改善
■次にｎｏｎ－ＨＤＬを改善
■なかなか目標に到達できないときは、低・中リスクの人は悪玉（ＬＤＬ）低下率20～30％、二次予防の人は同低下率50％をめざす
■多くの研究結果から、「スタチン」というコレステロールのクスリを服用すると、心筋梗塞や脳梗塞の予防が大いに期待できる(17)

糖尿病の人

↓「一次予防」「高リスク」に該当

■喫煙や糖尿病性による網膜症、タンパク尿、腎障害、神経障害といった合併症がある人は、さらにリスクが高いので、特別に悪玉（ＬＤＬ）の目標値を「１００以下」と低めに設定する

中性脂肪（ＴＧ／トリグリセリド）は、一次でも二次でも、空腹時の採血で１５０mg／dℓ、非空腹時である随時採血で１７５未満に管理します。善玉（ＨＤＬ）は40mg／dℓを超えるようにつとめましょう。悪玉（ＬＤＬ）が目標内にコントロールされていても、ｎｏｎ‐ＨＤＬが高いときは中性脂肪値も高いことが多いので、注意してください。

中性脂肪が４００mg／dℓ以上のときや、食後採血のときは、最初から悪玉（ＬＤＬ）ではなく、ｎｏｎ‐ＨＤＬに着目してコントロールしてください。

善玉（ＨＤＬ）が低いときは、あまり有効なクスリはなく、低ＨＤＬ単独での投薬治療は行いません。そして、喫煙者は禁煙すること。運動不足ならば有酸素運動に取り組んでください。

日本人に限った大規模研究では、善玉（ＨＤＬ）だけが低く、他の脂質異常がないときは、必ずしも狭心症や心筋梗塞、脳卒中のリスクは高くありません(18 19)。やはり、何といっても悪玉（ＬＤＬ）、ｎｏｎ－ＨＤＬ、中性脂肪の管理が重要です。

なお、日本動脈硬化学会のＵＲＬとアプリ（ＱＲコード）を64ページに紹介しましたので、ぜひ活用してください。

「あり」の場合

二次予防

「あり」の場合

高リスク

予測される10年間の動脈硬化性疾患の発症リスク	分類
2%未満	低リスク
2～10%未満	中リスク
10%以上	高リスク

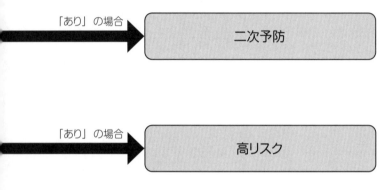

脂質異常症のスクリーニング

冠動脈疾患またはアテローム血栓性脳梗塞
（明らかなアテローム※をともなうその他の
脳梗塞も含む）があるか?

「なし」の場合

以下のいずれかがあるか?

糖尿病（耐糖能異常は含まない）
慢性腎臓病（CKD） 末梢動脈疾患（PAD）

「なし」の場合

久山町研究によるスコア			
40～49歳	50～59歳	60～69歳	70～79歳
0～12	0～7	0～1	—
13以上	8～18	2～12	0～7
—	19以上	13以上	8以上

久山町研究のスコア（p.51）にもとづいて計算する

※頭蓋内外動脈に 50%以上の狭窄、または弓部大動脈粥腫
（じゅくしゅ／最大肥厚 4mm 以上）
注：家族性コレステロール血症および家族性Ⅲ型脂質異常症と診断された場合は、
このチャートを用いないこと
『動脈硬化性疾患予防ガイドライン 2022 年版』／日本動脈硬化学会
P69 図 3-1 より改変

リスク区分別　脂質管理目標値

一次予防 まず生活習慣の改善を行った後 薬物療法の適用を考慮する

管理区分	脂質管理目標（mg/dℓ）			
	LDL-C	Non-HDL-C	TG	HDL-C
低リスク	<160	<190	<150 （空腹時）※※※	≧40
中リスク	<140	<170		
高リスク	<120 <100※	<150 <130※	<175 （随時）	

二次予防 生活習慣の是正とともに 薬物治療を考慮する

管理区分	脂質管理目標（mg/dℓ）			
	LDL-C	Non-HDL-C	TG	HDL-C
冠動脈疾患またはアテローム血栓性脳梗塞（明らかなアテローム※※※※をともなうその他の脳梗塞を含む）の既往	<100 <70※※	<130 <100※※	<150 （空腹時）※※※ <175 （随時）	≧40

- ※糖尿病において、PAD、細小血管症（網膜症、腎症、神経障害）合併時、または喫煙ありの場合に考慮する。
- ※※「急性冠症候群」「家族性高コレステロール血症」「糖尿病」「冠動脈疾患とアテローム血栓性脳梗塞（明らかなアテロームを伴うその他の脳梗塞を含む）の4病態のいずれかを合併する場合に考慮する。
- 一次予防における管理目標達成の手段は非薬物療法が基本であるが、いずれの管理区分においても LDL-C が 180㎎ /dℓ以上の場合は薬物治療を考慮する。家族性高コレステロール血症の可能性も念頭に置いておく。
- まず LDL-C の管理目標値を達成し、次に non-HDL-C の達成を目指す。LDL-C の管理目標を達成しても non-HDL-C が高い場合は高 TG 血症を伴うことが多く、その管理が重要となる。低 HDL-C については基本的には生活習慣の改善で対処すべきである。
- これらの値はあくまでも到達努力目標であり、一次予防（低・中リスク）においては LDL-C 低下率 20 ～ 30% も目標値としてなり得る。
- ※※※ 10 時間以上の絶食を「空腹時」とする。ただし水やお茶などのカロリーのない水分の摂取は可とする。それ以外の条件を「随時」とする。
- ※※※※頭蓋内動脈の 50% 以上の狭窄、または弓部大動脈粥腫（最大肥厚 4㎜以上）
- 高齢者については引用元第 7 章を参照。

『動脈硬化性疾患予防ガイドライン 2022 年版』/ 日本動脈硬化学会　P71 表 3-2 より改変

動脈硬化性疾患発症予測ツール　これりすくん

URL: http://www.j-athero.org/jp/general/ge_tool/

一般の方向けの動脈硬化性疾患発症予測ツールです。
iOS 版、Androido 版は右記 QR コードのリンク先のサイトからダウンロードしてご使用ください。

App Store　Google Play

【動作環境】 iOS 11.0 以降、Androido4.4 以上　※アプリのダウンロードには通信料が発生します。

高過ぎる善玉コレステロールにも要注意

ここでひとつ、気をつけていただきたいことがあります。

一般的に、善玉（ＨＤＬ）コレステロールの数値が高いのはカラダにいいことと思われています。

しかし最近の研究では、過剰な善玉コレステロールは、むしろ狭心症や心筋梗塞といった、冠動脈疾患のリスクが増加する可能性が示されています。

日本の大規模研究では、善玉（ＨＤＬ）が90㎎／dℓ以上と高い人は、同40～59の人と比べて狭心症や心筋梗塞、脳梗塞の死亡リスクが上昇することが報告されています(20)。

つまり、**高過ぎる善玉コレステロールも、動脈硬化を悪化させる可能性があるということです。** 高血圧、糖尿病、肥満などに合併するときは注意してください。

健診の結果で、「善玉が多いから、悪玉が多くても大丈夫」と思っている人は多いはず。改めてかかりつけ医に相談してみましょう。

「コレステロール値を下げるとガンになる」の真相

狭心症や心筋梗塞、脳梗塞などの最上流にあるコレステロールは、サイレントキラーのなかで最も「沈黙」の度合いが高い存在です。その声なき声に注意しながら、値を下げていかなければなりません。

ところが、最近、週刊誌などで「コレステロール値を下げるとガンになる」という記事を見かけることがあります。

実際、ガン細胞はコレステロールをどんどん取り込んで増殖するため、血液検査でコレステロール値が急に下がったときは、ガンが疑われることもあるでしょう。

そのため、コレステロール値が低いとガンになるといわれるのかもしれませんが、**これは単なる勘違い。というか、ガンとコレステロールの関係が本末転倒になっており、まったく無根拠な説といえます。**コレステロール値が低いのは、ガン細胞にとっても、むしろ不都合なのですから。

同じく**「コレステロール値を下げると、アルツハイマー（型認知症）になる」という情報も見受けられます。しかし、これも真実ではありません。**

脳の血管には「脳血液関門」という一種のバリアのような機能があって、血液中のコレステロールは通過できない仕組みになっています。

脳のコレステロールは脳内でつくられ、余った分は血液に放出されます。したがって、血液中のコレステロールが脳に影響を与えることはなく、逆に、アルツハイマーの患者さんは脳が萎縮してコレステロールを合成できなくなっています。

コレステロール対策は45歳未満から！

コレステロール値が高い人は、若いうちから治療を始めると、高齢になってからの心筋梗塞や脳卒中のリスクが下がるという研究結果が、２０１９年、世界的に権威ある医学誌『ランセット（THE LANCET）』に掲載されました。

ドイツのハンブルク大学 心臓・血管センターのフェビアン・ブルンネル氏らが19

カ国・約40万人の男女を、43年間（1970～2013年）にわたって追跡調査。そのデータを解析すると――。

まず、年齢とともにnon-HDLコレステロール値が上がると心血管病のリスクが上昇し、non-HDLが高い人が治療でその値を半分に下げると、リスクも低下することがわかりました。

さらに45歳未満では、はじめの値が143～186㎎／dℓ（日本の基準値は90～149㎎／dℓ）で心血管病の危険因子がある場合、non-HDLを半分に下げれば、心血管病のリスクが男性で29％から6％、女性では16％から4％に低下するという結果でした。

つまり、コレステロール値が高ければ、将来的に心筋梗塞や脳卒中の発症をより減らすために、45歳未満から治療を始めることが重要との結果が指摘されたのです(21)。

「皮下脂肪」「内臓脂肪」そして「メタボ」の関係

「脂肪」の数値は健康診断のときに最も気になる項目のひとつですね。じつは、脂肪にはおもに3種類あります。

健康診断に**「BMI」**という欄があります。「ボディ・マス・インデックス」の略称で、肥満度を表す体格指数のこと。体重を身長（メートル換算）の2乗で割った値です。この計算式によると、「22」が標準体重とされており、「25」以上が肥満、「18・5」未満は痩せ過ぎとなります。たとえば、身長170cmの人の場合、体重が64kgなら標準の「22」、72kgになると「25」で肥満、52kgだと「18」で痩せ過ぎです。

医学界は、これまで**「メタボ」（メタボリック・シンドローム）**などといいながら、皮下脂肪や内臓脂肪と動脈硬化との関連に注目してきました。

皮下脂肪というのは、お腹の上を触ったときに指でつまめるような、みなさんがすぐにイメージできる「脂肪」のことです。これを**「第1の脂肪」**と考えましょう。

皮下脂肪はそれほどカラダに悪くはありません。小学生の頃、太っている子がまわりにいたと思いますが、多くはこの皮下脂肪のせいです。小学生は太っていても心筋梗塞にはなりません。体表に近いところにつくため体型に影響が出やすいですが、体温を維持したり外部の衝撃から内臓を守ったりする大切な役割も担っています。

なかなか落ちにくいのも皮下脂肪の特徴です。だから、子どもの頃に太っていた人が、大人になってすごく痩せ細るということも、あまりないかと思います。


いっぽう、**「第2の脂肪」が内臓脂肪**です。内臓脂肪は、ただの「脂のかたまり」ではありません。カラダに悪いことばかり起こす厄介な脂肪です。

内臓脂肪は、腸を定着させる腹膜の一部である腸間膜などにたまる脂肪です。

内臓脂肪が増加すると、糖尿病、脂質異常症、高血圧などを引き起こします。


それだけではありません。**内臓脂肪は悪玉コレステロールの活性物質を増やし、**

善玉コレステロールの活性物質を減らすという、ますます厄介な働きをして、動脈硬化を大きく進めます。つまり、健康な人より何倍もの速さで心筋梗塞や脳卒中などを発症する危険が高まるのです。

これが、**メタボリックシンドローム（代謝症候群）**です。

具体的には、おヘソの位置でＣＴを撮影し、内臓脂肪の面積が１００㎠を超える腹囲、つまり男性なら85㎝、女性は90㎝以上で、高血圧、脂質異常症、糖尿病の３つの生活習慣病のうち２つ以上を認めたら、メタボと診断します。

皮下脂肪と内臓脂肪

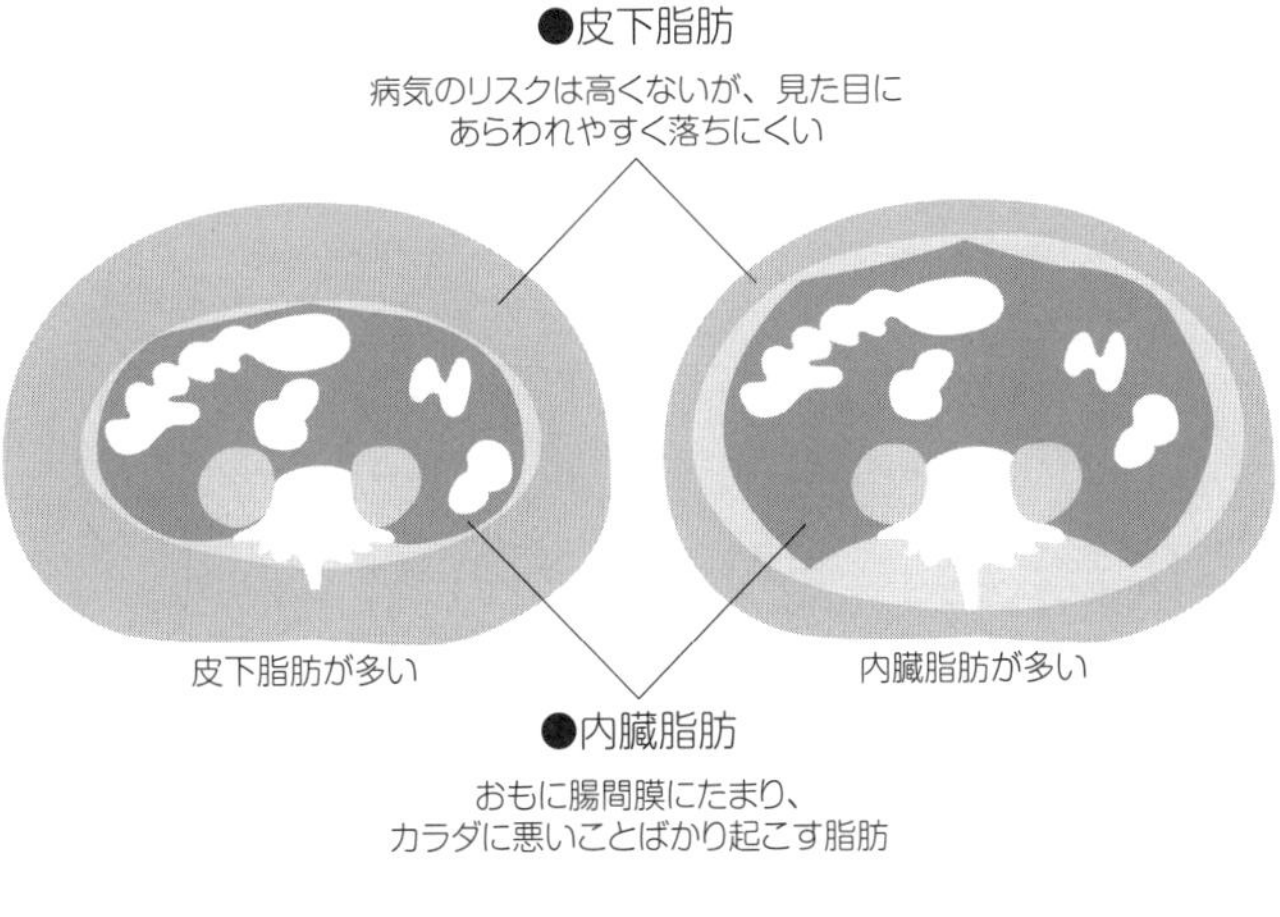
●皮下脂肪
病気のリスクは高くないが、見た目に
あらわれやすく落ちにくい
皮下脂肪が多い
内臓脂肪が多い
●内臓脂肪
おもに腸間膜にたまり、
カラダに悪いことばかり起こす脂肪

真のサイレントキラー「第3の脂肪」の正体

ただし、痩せていても、コレステロール値が高くて血管が詰まる人はたくさんいます。その原因は何なのか……それが長年の課題でした。

脂肪を蓄積する能力には人種差、民族差があると考えられており、国別BMIを見ると、多くの先進国が25以上であるのに対し、日本人女性は平均21・9と、世界で最も痩せ型といわれています。でも、そんなスマートな人たちのなかにも、心筋梗塞になってしまった人はたくさんいます。

その原因のひとつが異所性脂肪であり、これが**「第3の脂肪」**です。**異所性脂肪は、正真正銘のサイレントキラーです。**

カラダの器が大きな欧米人は、太り始めるとどんどん外側にふくらんでいき、そこに脂肪をたくわえることができますが、日本人は器が小さく、脂肪組織におさまりきれない脂肪が、通常ではありえない場所（「異所」）にたまってしまいます。

どこにたまるのかというと、おもに臓器と筋肉。肝臓や心臓、膵臓といった内臓に加え、関節まわりの骨に付いている骨格筋などに脂肪が付着してしまうのです。

肝臓に付いたら脂肪肝、ひいては肝臓ガンや肝硬変になりますし、膵臓や筋肉に付いたら糖尿病、心臓周囲に脂肪が蓄積すると心臓のポンプ力が低下して心不全になったり、狭心症や心筋梗塞を発症させてしまいます。

メタボは広く注目されてきましたが、いっぽうで見た目がスリムでも、必ずしも安心はできません。「第３の脂肪」に注意してください。

たった3日間、脂っぽい食事をしただけなのに

ＢＭＩと脂肪肝（異所性脂肪）の割合を国別に調べると、ＢＭＩが28を超えた肥満型の米国人と、理想的な体型である23くらいの日本人とで、脂肪肝の有病率がほとんど変わらないとする研究結果があります(22)。

60％が脂質でつくられた高脂肪食を食べ、その前後で筋肉細胞内の脂肪を測定した研究では、なんとたったの3日間で、骨格筋の異所性脂肪が30〜40％増加し、糖尿病の原因として重要なインスリン感受性が約7％も悪化したという、驚くべき結果でした(23)。たった3日間、脂っぽい食事をしただけでここまでリスクが高まるとは、本当にビックリです。

忘年会シーズンなど、3夜連続の宴会で飲み過ぎ食べ過ぎなんてよくあること。しかしそれだけでも、危険な異所性脂肪は静かにしのび寄ってきます。

近年は、CT撮影で心臓のまわりにある異所性脂肪がよく観察できるようになりました。その量が多いほど、冠動脈にプラークができたり、心筋梗塞のリスクが高くなることがわかっています(24)。

一般に心臓周囲脂肪は肥満とともに増加しますが、心筋梗塞の患者さんの一部には、痩せているのに心臓周囲脂肪が多い人がいます。痩せていても心臓周囲脂肪が多い人は、注意して食と運動を見直し、生活習慣病がある場合は、より厳格にコントロールしてください。

サイレントキラー「第３の脂肪」
異所性脂肪に要注意

第１の脂肪「皮下脂肪」

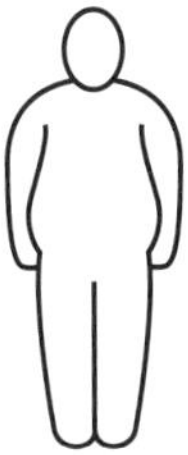

（蓄積される場所）
・下腹部
・腰まわり
・おしり など

【皮膚と筋肉の間に付く脂肪】
体表に近いところに付く脂肪。体型に影響しやすいが、体温維持や内臓を守る働きもしている。

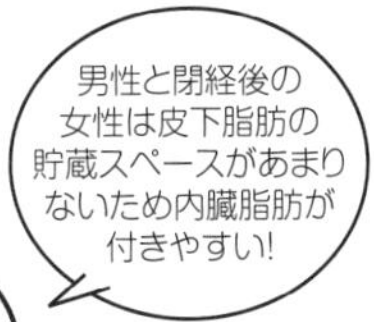

男性と閉経後の
女性は皮下脂肪の
貯蔵スペースがあまり
ないため内臓脂肪が
付きやすい!

第２の脂肪「内臓脂肪」

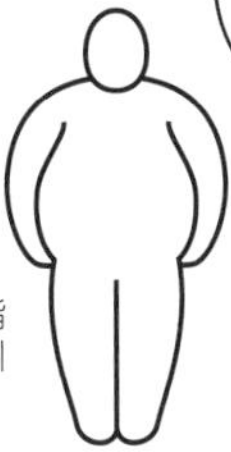

【腸のまわりに付く脂肪】
腸間膜にたまり、メタボの原因となる脂肪。糖尿病や高血圧、脂質異常症を引き起こす。

（蓄積される場所）
・おもに腸間膜

第３の脂肪「異所性脂肪」

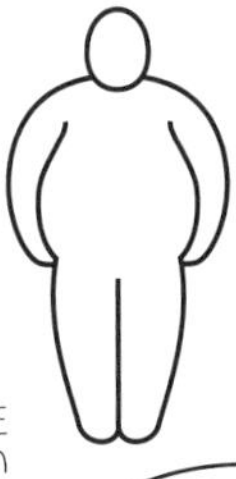

（蓄積される場所）
・肝臓
・心臓
・骨格筋 など

【貯蔵庫以外の臓器に付く脂肪】
おもに臓器や筋肉に付く脂肪。正真正銘のサイレントキラー。たとえ痩せていても注意したい。

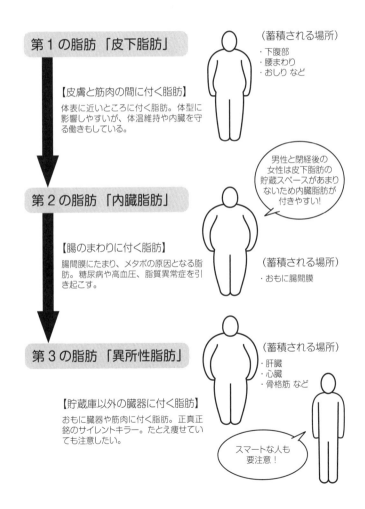

スマートな人も

糖尿病は全身の血管をボロボロにする

心臓力を絶望的に低下させるサイレントキラー、それが糖尿病です。その名のとおり、血液中の糖分が高くなる病気で、症状は何もありません。

それではみなさん、左ページにある切手をご覧ください。これは、1994年、神戸で開催された第15回国際糖尿病会議の記念切手です。

描かれているのは、記録上、糖尿病を患った日本で最も古い人物、藤原道長（966〜1028）。平安時代に摂政、太政大臣をつとめ、時の権力を手中にした公卿です。また、一緒に描かれている六角形は、血糖値を下げるインスリンというホルモンの結晶を表しています。

この頃に残された日記『御堂関白記』や『小右記』には、道長の病状について詳しく綴られています。

そこには、「のどが渇いて水を大量に飲んだ」とか「カラダが痩せてきた」「体力が

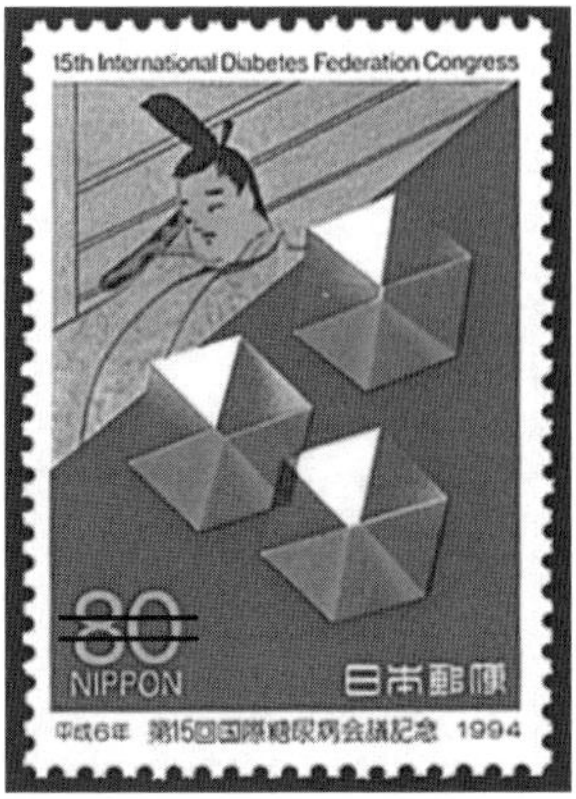

なくなった」、または「背中に腫れ物ができた」「目が見えなくなった」などと書かれており、まさに糖尿病やその合併症があったことがよくわかります。

また、「胸痛に見舞われた」というようなこともくり返し綴られており、おそらく狭心症もあったと推測されます。

一般に糖尿病は、多飲、多尿、多食、それに体重減少といった症状があらわれ、わかりやすく頭文字をとって「3多1少」といわれます。

では、血糖値が高いだけで、いったい糖尿病のどこが怖いのでしょうか。それは、細いのから太いのまで、**すべての血管が障害されるところにあります。**

たとえば、細い血管でいえば、網膜症になって目が見えなくなったり、糖尿病性腎症といって、腎臓の機能が悪くなって人工透析になってしまいます。

大血管については、脳の血管が詰まって脳梗塞、心臓の血管がふさがって狭心症や心筋梗塞、両足の血流がとどこおって足が壊死するなど、恐ろしい合併症を発症します。それから、神経障害。物を触って感じる感覚神経、手足を動かす運動神経、そして自律神経など、あらゆる神経に障害が発生します。

糖尿病は、「血管神経病」なのです。

尿中微量アルブミンを一刻も早く見つける

糖尿病は「上流」に位置するサイレントキラーです。ただし、放置すれば危険な川の流れは加速し、急流となって下流へと進みます。

くり返しますが、なかでも気をつけなければならないのが、合併症です。特に**糖尿病性腎症**は、腎機能を悪化させ、日本人が人工透析を導入する一番の原因になっています。川の流れが中流へと進む前に腎障害を発見し、下流にある人工透析をなんとしても防がなければなりません。

そこで大きな役割を果たすのが、上流と中流の間にある**「尿中微量アルブミン」**です。尿検査でわかり、尿タンパク検査が陰性の段階からあらわれ、おもに糖尿病による腎障害の早期発見マーカーとしてとても重要です。逆に言えば、自覚症状もタンパク尿も出ていない段階から、腎障害は静かにカラダを蝕んでいるわけです。

もし、**尿中微量アルブミンの段階で発見できれば、腎障害の進行を止めるだけでなく、傷つきかけた腎臓を正常にまで戻すことも可能です。**しかし、そこから中流へと進み、タンパク尿が出現してしまうと、もう腎障害を完全に治すことが難しくなってしまいます。ですから、尿中微量アルブミンの段階で発見することが肝要です。

しかし、この尿中微量アルブミンは、一般に広く迅速検査として実施されている尿試験紙では検出できず、通常の健康診断の尿検査にも項目がありません。

糖尿病があり、まだタンパク尿が確認できていない段階の人は、ぜひ、かかりつけ医に相談して尿中微量アルブミンのチェックをおすすめします。

尿中微量アルブミンが見つかったときは、血糖コントロールはもちろんですが、加えてSGLT2阻害薬という糖尿病のクスリや、ホルモンを介して腎機能を助ける降圧薬が腎保護に威力を発揮します。早期発見、早期治療がきわめて重要です。

血糖値の正しい見方

日本では、糖尿病とその予備群の合計が2000万人を超えています。しかも年々増加傾向にあり、世界の糖尿病の患者さんは2021年で5億2900万人、今後30年で2倍以上の13億人に増加すると考えられ、日本でも重要疾患のひとつとして位置づけています(25)。

糖尿病は「血糖値が高い病気」なので、みなさん、健康診断などでは血糖の項目を見ると思います。空腹時血糖……つまり、何も食べていないときの血糖値が高ければ糖尿病ですが、じつはこの空腹時血糖が正常でも、糖尿病は否定できません。

そこで重要なのが、**「ヘモグロビン(Hb)A1c」**という項目です。

これは何かというと、食前食後を含めた過去1~2カ月の血糖値を反映する血液検査の項目です。

いくら空腹時血糖値が正常でも、延べ1カ月の血糖値を反映する「HbA1c」(基準値/6・2%)が高ければ、食後の血糖値が異常に上がっている可能性があり、これはまぎれもなく糖尿病を疑う重要な証拠となるのです。このようなケースは、しばしば糖尿病の初期に見られます。

糖尿病の診断は、まず血液検査で血糖値とHbA1cを調べます。空腹時血糖値が126mg/dℓ以上なら「糖尿病型」、110mg/dℓ未満なら「正常型」、どちらにも属さない110mg/dℓ以上126mg/dℓ未満は「境界型」と考えます。非空腹時の随時血糖値は、200mg/dℓ以上で「糖尿病型」とします。

空腹時血糖値または随時血糖値で糖尿病型と判定され、同時にHbA1cが6・5%以上のときは、1回の血液検査で糖尿病と診断します。また、血糖値で糖尿病型と判定し、多飲、多尿、多食、体重減少といった糖尿病の典型的な症状や、網膜症などの明らかな合併症があるときも、1度の検査で糖尿病と診断します。

いっぽう、1回の血液検査では診断できない場合もあります。再検査で血糖値とHbA1cが両方とも糖尿病型でない場合などは「糖尿病の疑い」となるわけですが、このような場合でも「今後、糖尿病になる可能性が高い」と考えて要注意。血糖値が境界型の場合も、糖尿病予備軍です。食事や運動を見直し、定期的に血液検査でフォローしてください。

この「HbA1c」の値が高いほど、合併症が増え、そして悪化します。網膜症や腎臓病の原因となる細い血管についての合併症は、HbA1cが6％以下だとリスクが低く、7％を超えるあたりから、徐々に増加します。

いっぽう、心筋梗塞や脳梗塞の原因となる大血管については、7％以下でも安全とはいいきれません。

ここが重要なポイントです。

つまり、心筋梗塞や脳梗塞のリスクを下げるには、「HbA1c」の数値を低下させるだけでなく、コレステロールや高血圧もセットで扱い、より厳格に管理すること

糖尿病の診断フローチャート

糖尿病型:血糖値(空腹時≧126mg/dℓ、OGTT(経口ブドウ糖負荷試験)2時間値≧200 mg/dℓ、随時≧200 mg/dℓのいずれか)、HbA1c≧6.5%

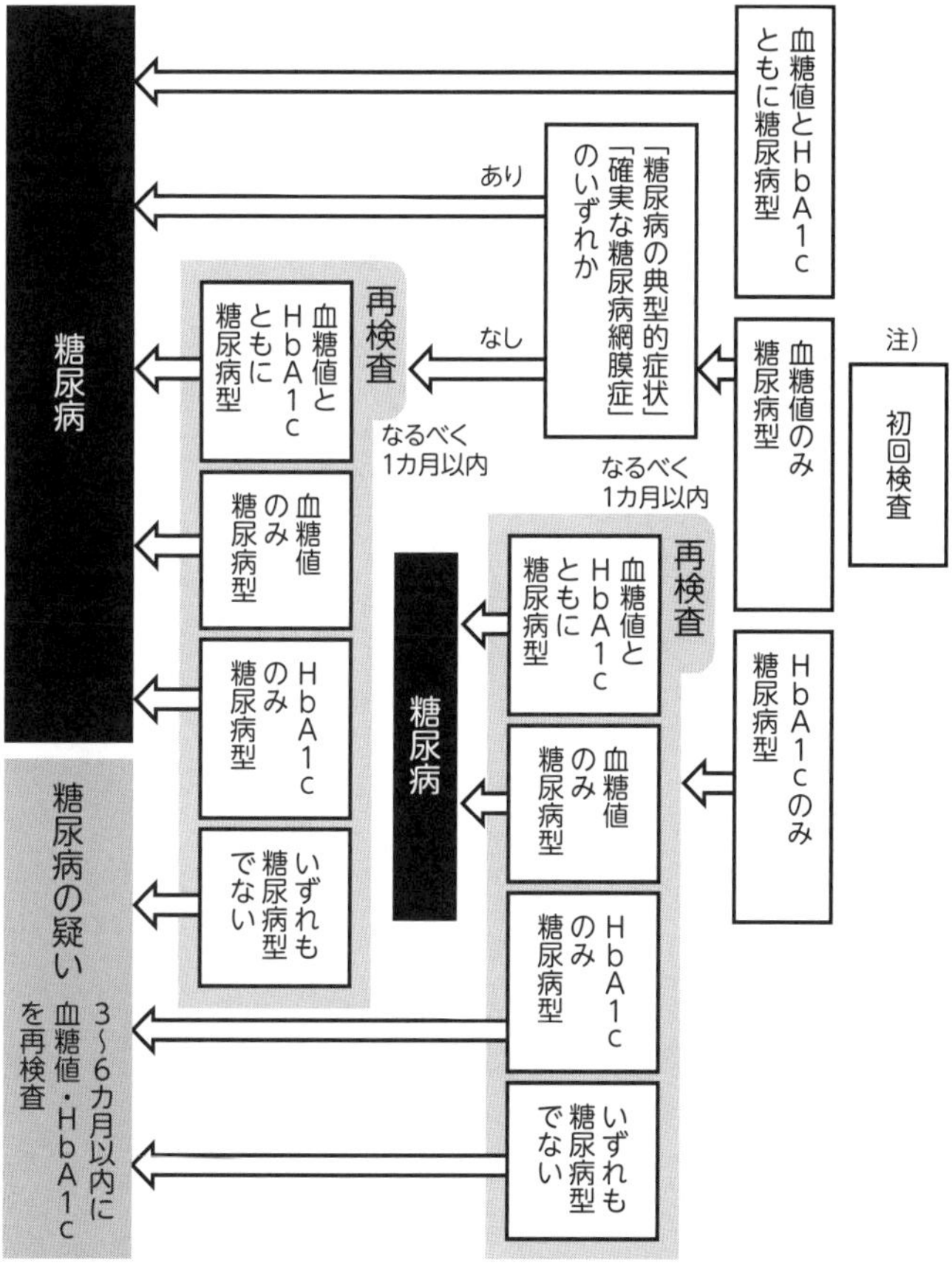

注) 糖尿病が疑われる場合は、血糖値と同時にHbA1cを測定する。同日に血糖値とHbA1cが糖尿病型を示した場合には、初回検査だけで糖尿病と診断する。

日本糖尿病学会 清野裕、南條輝志男、田嶼尚子ほか:『糖尿病の分類と診断基準に関する委員会報告(国際標準化対応版)』糖尿病 55:485-504,2012 より一部改変が重要です。

中流の管理がうまくできないと、下流では心筋梗塞や脳梗塞が待ち受けています。いったん発症すると、もう二度と元には戻らない障害が発生してしまうのです。腎臓が壊れると人工透析、目が悪くなって失明、足の血管が詰まると歩行障害や切断などを余儀なくされ、やがては寝たきりとなって最下流へと進んでしまいます。

その流れを絶対に防ぐために、人生の川の流れを意識し、**上流にある脂質異常症や高血圧、糖尿病を正しくコントロールしなければならないのです。**

タバコはわかりやすいサイレントキラー

喫煙が心臓力を奪うサイレントキラーであることは、もう常識ですね。

タバコを吸う人の割合は年々減少していて、1960年代には男性の80％以上もいた喫煙者が、最近では男性が25・4％、女性7・7％（『2022（令和4）年 国民生活基礎調査の概況』厚生労働省）にまで下がっています。

ただ、公共の場で紫煙をくゆらせるのはほぼ不可能となった現代でも、一定数の愛煙家がいますので、改めてその悪影響について説明します。

そもそも、タバコに含まれるニコチンには、血管を収縮させて血圧を上げたり、抗不安作用によって幸せな気持ちにするセロトニンや、興奮作用のあるアドレナリンを増やし、中枢神経を刺激したりする働きなどがあります。

ただ、ニコチンの効果は30分で半減し、濃度が下がると禁断症状があらわれます。そこで「もう1本」となって吸い始めると5～10秒で禁断症状は治まりますが、30分もたてば、また吸いたくなって本数が増えていきます。

ニコチンは血圧を上げるだけでなく、同時に取りこまれた一酸化炭素がすぐに血液に結合して、酸素を全身へと運搬するのを妨げます。

このため、**呼吸や心臓に大きな負担がかかってしまうのです。**

一服することでメンタルが落ち着くといいますが、メンタル面でつかの間の安定を得たとしても、それはほんの気休めです。

さらに、タバコには既知の化学物質だけで４７００種類、未知の同物質は10万種類以上も含まれています。そのうち、有害物質は２００種類以上。発がん性物質は70種類を超えます。

それは遺伝子を傷つけてガンをつくるだけでなく、できたガンをさらに成長させてしまいます。ニコチンやタール以外にも、ペンキ除去剤に含まれるアセトニンや蟻の殺虫剤にふくまれるヒ素、バッテリーに使われるカドミウム、工業溶剤のトルエンなど、タバコの煙にはカラダに悪そうな物質がたくさんひそんでいるのです。

そんな話をすると、**「もう長年吸っているし、いまさらやめても遅いだろう」と諦めている人も多いと思いますが、じつはそうでもありません。**それはなぜなのか。理由は、次章で説明します。

第3章

心臓力を鍛える「1日の過ごし方」

朝の過ごし方 4つのススメ

ここまでは、おもに心臓にとって脅威となる話をしてきました。ここからは、その脅威から身も守り、どうやって心臓力を高めるか、について解説します。いわば、上流から中流に流されないようにするための、「心臓にいい日常のススメ」です。

まずは、強い心臓をつくるための「1日のサイクル」から。

■朝日を浴びてリズムを生む

人間のカラダは24時間、体内時計とともに血圧や心拍数、ホルモン分泌などを調節しています。**「就寝→起床」というリズムとバランスを整えることが、体内の生理機能を整え、体調を維持するための、はじめの一歩です。**

このリズムがくずれると、代謝や免疫機能がくずれ生活習慣病を発症するリスクも高まります。当然、心臓にかかる負担も増大します。

そこで、目が覚めたら、まずはカーテンと窓を開けて外気を採り入れ、朝日の光を浴びましょう。光は体内時計に大きく影響します。朝に光を浴びると体内時計は朝型に、夕方以降に浴びると夜型にシフトします。昼まで寝ていて朝日を浴びないと、体内時計はだんだん夜型にずれてしまうのです。カラダを朝型モードに切り替えると、午前中のパフォーマンスが上がり、心臓力をアップする第一歩になります。

■白湯《さゆ》を飲んでカラダを整える

就寝中は絶飲絶食が続くので、起床時のカラダは脱水状態になっています。そこで、血流をうながすためにも水分を補給しなければなりません。ただ、冷水は血管や筋肉の緊張を招くので、白湯を飲むことをおすすめします。

白湯とは一度沸騰させて冷ましたお湯です。だいたい50℃くらいが適温です。

カラダを温め、筋肉や内臓がほぐれると、それぞれの機能が高まり、基礎代謝もアップします。腸の働きも活性化するので、白湯とともに朝、トイレに行く習慣もつけていきましょう。

■家庭血圧を測定する

朝起きてから1時間以内、背もたれ付きの椅子に腰かけて、上腕で2回連続測定してその平均を求めましょう。重要なので、第6章で詳しく説明します。

■朝食は抜かずに食べる

朝食をしっかりとることも、心臓力を高めるために大切です。**朝食を抜くと、カラダはエネルギーの欠乏による「飢餓状態」と感じ、その後、昼や夜にとったエネルギーを必要以上に蓄積してしまいます。**もし、これに運動不足が加われば、メタボとなって、高血圧や糖尿病、脂質異常症を併発する可能性が「掛け算式」に高まり、動脈硬化が進むと、やがては心筋梗塞や脳卒中を引き起こしてしまいます。1日のはじまりに、バランスのよい朝食を心がけましょう。

昼の過ごし方 6つのススメ

■座りっぱなしを避ける

デスクワークを行っている人たちは、仕事中、座りっぱなしになる傾向があります。出勤せずにリモートワークをしている人はなおさらでしょう。

長時間座っていると正しい姿勢を保つことができず、腰痛、首の痛みなどを引き起こします。血液の循環がとどこおり、やがては筋力や骨密度も低下してしまいます。むくみや手足の冷え、ひどい場合は下肢の血管に血栓ができてしまう「エコノミークラス症候群」の原因になったり、代謝の低下によって高血圧や糖尿病、脂質異常症といった生活習慣病を悪化させて、心血管病の発生リスクも高まります。また、ストレスもたまりやすく、うつや認知機能低下といった症状があらわれることも指摘されています(26)。

シドニー大学による「世界20カ国における平日の総座位時間」の調査によると、日本人の座位時間は世界最長で、平均7時間(27)。長く座っている人ほど、注意が必要です。**座り過ぎは喫煙と同等のリスクという研究報告**もあるので、無意識に座り続けるのではなく、まずは危険意識をもつことからはじめてください。

オーストラリアの研究では、**座っている時間が1日4時間未満の成人に比べ、11時間以上座っている人は、死亡リスクが40％も高まる**という結果が示されました(28)。

座りっぱなしは仕事だけではありません。米国の研究で、1日3時間以上テレビを観る人は、8年後の死亡リスクが2倍以上に上がるという報告も(29)。

座り過ぎは本当に危険です。ですから、座り続けないことがポイントです。

少なくとも1時間に1回は立ち上がって歩く、またはストレッチを行うなど、簡単な運動を日常的に取り入れる習慣をつけましょう。

■「ゆっくりストレッチ」を日課とする

ストレッチは午前に1回、午後に1回を日課としてください。よく水分をとり、ゆっくり行います。血圧や心拍数が過度に上昇しないよう、歯をくいしばって行うようなストレッチは控えてください。やり方に関しては次章で詳しく紹介します。

■短い昼寝で心臓力を高める

米国ハーバード大学ブリガム アンド ウィメンズ病院の研究では、昼寝を30分以上している人は、メタボや高血圧、そして心臓病のリスクを高めることが示されています(30)。ということは、「100年寿命」のカラダづくりのために、30分以上の昼寝はやめたほうがよさそうです。

そこでおすすめするのが、**「超短時間の昼寝」。20〜30分だけ寝るのです**。

疲労感を軽減させ、血圧や心拍数を安定させるだけでなく、目覚めたあとの集中力や注意力、午後のパフォーマンスも大きく向上します。

このような短い昼寝は、1998年、米国コーネル大学の社会心理学者ジェームス・マース氏の提唱で「パワーナップ」と名付けられました。昼寝やうたたねを意味する英語の「nap」と「power up」を掛け合わせた造語です。世界の名だたる企業でもオフィスに仮眠スペースが設置されるなど、世界的な広がりを見せています。

夜の睡眠にもほとんど影響せず、アテネ大学のアンドロニキ・ナスカ氏の研究では、**30分間の昼寝を週3回以上行うことで、心臓病死のリスクが37％低下する**というデータもあり、これはまさに心臓力を高める重要な要素といえます(31)。パワーナップは浅い睡眠が原則で、ゴロンと横にならず、椅子に座ったまま、正午から午後3時の間がおススメです。

■コーヒーの飲み方にひと工夫

コーヒーの飲み方で死亡率が変わります。

9万人を超える日本人の調査で、コーヒーを1日3～4杯飲む人は、ほとんど飲まない人と比べて死亡率が24％も低いということがわかりました。心臓病による死亡リスクは36％、脳卒中による死亡リスクは43％、肺疾患による死亡リスクは40％も低下します(32)。

スウェーデンのイエーテボリ大学、ダーグ・テレ氏らの研究では、「コーヒー用のペーパーフィルターを使うほうが心臓発作などで早死にするリスクを減らせる」と報告しています。コーヒーの上澄みや沈殿物には悪玉コレステロールを上げる物質が含まれ、フィルターでこれを取り除くことができるのです。

では、**1日に何杯飲むのがいいのか？「フィルターでろ過したコーヒーを1日4杯飲む人の死亡リスクが最も低かった」という結果が示されています**(33)。

これらの研究から、コーヒーはフィルターを通し、1日3〜4杯がよさそうです。ただし、カフェインは不眠の原因になるので、午後3時以降は控えてください。

■ストレスをコントロールする

何かイヤなことがあると人間の心は乱れていきます。同時に体調をくずす場合も多く、前章で紹介した心血管病の発症はそのなかで最悪の事態といえます。

ほかにも気管支ぜんそくや過換気症候群などの呼吸器系、胃潰瘍や過敏性腸症候群、心因性嘔吐といった消化器系など、心臓以外の器官がダメージを受ける可能性もあります。特に「第2の脳」ともいわれる腸は、あらゆる器官のなかで最もストレスに弱く、精神的な影響を受けやすいことで知られています。

また、間接的ではありますが、内分泌代謝系にも影響があります。特に摂食障害のひとつである過食は、ストレスによって落ち込んだ精神状態を満腹にすることで一時的に幸福感を味わい、埋め合わせる行為です。

当然、それは肥満や糖尿病、高血圧、脂質異常症といった生活習慣病の原因となり、結果的に心臓力を奪って、命を削ることになります。また、逆に拒食症に陥る場合もあります。

そうならないためにも、日頃からストレスへの対処を身につけておきたい。そこで重要なポイントは、**「気持ちの切り替え」**です。

人間は自律神経やホルモンのバランスによって、精神的にも健康を維持しています。つまり、オンとオフをいかに使いこなせるか。要は、そのキッカケを自分自身で見つけ出すことが重要です。

どんなことでもいい。趣味や好きなことに没頭するのもよし、これまでに不安や焦りを解消させた経験があるなら、そのときのことを思い出して実行するもよし。不自由を常と思う習慣づけもいいでしょう。ストレスをため込む前に、キッカケをつかんでください。

■タバコはいつやめても遅くはない

喫煙がカラダ、特に心臓にとって大きな負担になることはすでに説明しましたが、「いまさらタバコをやめても遅いだろう」とあきらめている愛煙家には、「そんなことはないですよ」と言いたいです。

というのも、**タバコは「すぐに回避が可能な最大の死亡原因」**だからです。

禁煙すれば、その効果はすぐにあらわれ、20分で血圧や心拍数が下がります。12時間で血中一酸化炭素値が正常化し、24時間で心臓発作のリスクが低下、1～2カ月で咳や痰が改善、3カ月で心臓や血管の機能が改善、1年で肺機能が改善、2～4年で心筋梗塞のリスクが35％低下、5～9年で肺がんのリスクが大きく低下し、10～15年でさまざまな病気にかかるリスクが非喫煙者のレベルまで下がります(34)。

より早く禁煙したほうが、多くのメリットを得られます。**30歳頃に禁煙すると寿命は10年長くなり、50歳頃だと6年、60歳頃だと3年、狭心症、心筋梗塞を発症し**

た後に禁煙すると、再発の危険性は50%も低下します。

私もかつて喫煙者だったのでわかりますが、タバコはなかなかやめられるものではありません。医療機関にはさまざまな禁煙プログラムが用意されているので、試してみてください。いつやめても遅いということはないので、喫煙者には1日も早く禁煙することをおすすめします。

夜の過ごし方 5つのススメ

■深夜の食事に要注意！ おやつは午後3時に

夜遅くに食事をとって、すぐに寝るという生活には危険がひそんでいます。食後は血糖値が上がったり、胃腸の血流が増えたりして睡魔が襲ってきます。そして、1日の疲れやアルコールなども影響して、心地よく眠ってしまいます。

この、心地よさが超危険！ 夜中の食事がなぜ危ないのか。その理由はたくさんありますが、なかでも、朝起きて夜寝るという生活リズムをつくる体内時計（サーカディアンリズム）が大きく関係しています。

体内時計を調節する働きをする成分に、「BMAL1」というタンパク質があります。近年、注目を集めているこのタンパク質は、脂肪をつくってため込む酵素を増やし、増加すると脂肪もどんどん増え、減少すると脂肪をため込みにくくなります。

BMAL1は、1日の体内時計のなかで午後3時くらいに低下し、午後10時から深夜2時に上昇します。その差は20倍以上。この仕組みからも、深夜の食事は体内の脂肪を増やし、肥満への道を加速させてしまうことがわかります。

いっぽう、おやつをとるなら午後3時が合理的。おすすめはチョコレートです。カカオポリフェノールやGABAなどの成分が、抗酸化作用や血圧を下げて動脈硬化を防ぎます。食べ過ぎは禁物ですが、最も心血管病のリスクを下げるのは、1週間に45g程度と報告されています(35)。

■お酒は血圧を高めない程度に

「お酒はカラダにいい」と思い込んでいる人がいるかもしれません。たしかに適量の飲酒は、血圧低下の効果があり、心臓病のリスクを抑えてくれます。ただし、当然のことながら限度があるのは、みなさんご想像のとおりです。

2023年11月、厚生労働省が国内初となる「飲酒ガイドライン案」を取りまとめ、生活習慣病につながる飲酒量を示しました。基準とするのは「純アルコール量」で、男性は1日40g、女性は20gです。

純アルコール量は、飲む量（mℓ）×度数×0・8（比重）で計算します。

男性の場合、**ビールなら中ビン2本が限度。これがワインなら、400mℓ（グラス4杯程度）、日本酒では2合。**「たったそれだけ？」と思われる人もいるでしょうが、これが現実です。缶やビンなど、酒類容器の一部には「純アルコール量」が表記されているので、ぜひ目を通すようにしてください。

厚労省は、「自分の飲酒状況などを把握する」「あらかじめ量を決めて飲酒する」「飲酒の合間に水（または炭酸水）を飲む」「1週間のうち、飲酒しない日をつくる」など、健康に配慮したさまざまな提言も行っています。たしかに、合間に水を飲むことで、アルコールをゆっくり分解、吸収できます。

ステージAに足を踏み入れている人は、たしなむ程度が無難でしょう。

【お酒に含まれる純アルコール量の求め方】

摂取量（mℓ）×アルコール濃度（度数÷100）×0・8（アルコール比重）

例 ビール500mℓ（5％）の場合 500×0・05×0・8＝20g

例 ウイスキーのダブル60mℓ（43％） 60×0・43×0・8＝約21g

■寒い浴室で熱いお風呂に入らない

1日の疲れをいやすためにも、そして心地よい睡眠を迎えるためにも、お風呂はとても健康的な生活習慣です。ただし、お風呂好きな人にはぜひ留意していただきたいポイントがあります。

自宅のお風呂で心筋梗塞によって亡くなる人は、65歳以上の場合、交通事故死者の約2倍にのぼります(36)。これは、おもにヒートショック現象によるもので、脱衣から入浴にかけての血圧の急激な変動が原因です。

入浴時の突然死を防ぐためには、冬場は脱衣室と浴室を暖かくしておくこと。そして、入浴前にコップ1杯の水分を補給し、お湯の温度は少しぬるめの38～40度にしてください。42度以上の熱過ぎるお湯は、体温が38度を超え、血液もドロドロになってしまいます。血管が広がって血圧が下がり過ぎると、立ちくらみや意識を失う原因となり、きわめて危険です。

寒さから解放されたくて、いきなり湯舟にドボンと入るなどもってのほか。ちゃんと「かけ湯」をしてから、胸までの半身浴で10分以内の入浴がおすすめです。寒い日の一番風呂は、ある意味命がけ。くれぐれも気をつけましょう。

■ぐっすり眠るために睡眠中央値を決める

睡眠をしっかりとることは心臓力アップに不可欠です。そして、ちょっとした意識の持ちようで、睡眠の質が向上するコツがあるのでご紹介しましょう。

いつも睡眠不足を感じていて、休日前などに「今日は長く眠れそうだ」となったとき、「睡眠不足」を取り戻そうと、思い切り長時間爆睡してしまうことはありませんか？ その気持ちはわかりますが、その際、あることを守れば睡眠の質はさらに高まり、心臓の健康も維持できます。

それは、**「睡眠中央値」を決める**ことです。

ふだん、午前0時に寝て6時に起きる人の「中央値」は3時です。そこで、「今夜は8時間眠ることができる」となったときも、その3時という中央値を変えないように意識して、午後11時就寝、7時起床にするのです。

「明日は休みだから」といって、午前2時まで夜更かしし、10時まで寝てしまうと、中央値は午前6時ですね。ふだんと3時間もズレてしまいます。

このズレは、「社会的時差ボケ」といって、カラダのリズムをくずす大きな要因のひとつです。ひいては生活習慣病、サイレントキラーを誘発することにつながってしまいます(37)。

睡眠は、この中央値を意識して、ぐっすり眠れる習慣を身につけてください。

■寝る前の水分のとり過ぎに注意

寝ている間にカラダの水分は500㎖以上失われ、脱水状態になるため、就寝前に水分を補給するのは健康にいいとされています。これは、夜間就寝中に血液がドロドロになるのを防ぐためですが、じつは、寝る前の過度の飲水には注意も必要です。

寝る前に水分をとり過ぎると、水分はすぐに血液から腎臓を通って膀胱にたまり、尿意をもよおし、夜間頻尿のために何度も目が覚める原因になってしまいます。

眠りが断続的になると、疲れがとれないばかりか、冬場はトイレの寒暖差によるヒートショックや翌朝の血圧上昇による心筋梗塞、脳卒中の引き金となり、さらに夜間の転倒、骨折の原因にもなってしまいます。

夜の飲水は、入浴前後にコップ1杯ずつ、寝る1時間前までに1杯、合計3杯が目安です。また、起床時はもっとも水分が足りないので、朝はしっかり水分をとるようにしてください。就寝中、3回以上のトイレは異常です。水分をとることは必要ですが、頻尿の有無や体調などをふまえて医師の指示に従い、自分にとってベストな飲水量やタイミングを意識しましょう。

第4章

心臓力を鍛える「ストレッチ法」

カラダのかたさと血管のかたさの関係

「100年寿命の時代」を健康的に生き抜くうえで不可欠な要素とは、冒頭で述べたとおり**「歩く力」**と**「食べる力」**、つまり「足」と「歯」の2つに集約されます。

本書ではここまで、**「上流意識」**をもって生活することがなぜ大切かを説明してきましたが、100年スパンで人生を考えたときに、いつが上流の始まりという決まりはありません。20代、30代はもちろんですが、後戻りできない疾患をかかえていないなら、40代以上でもまだ上流です。

そこで、ここからは心臓力を強化するための決め手である、「歩く力」と「食べる力」の2大要素を「上流」からいかに維持・向上させていけばよいのか、について紹介します。

まずは、心臓力強化のための運動について。

カラダのかたさと血管のかたさを調べた研究によると、**40歳以上になると、カラダがかたい人ほど血管もかたく、動脈硬化の進行が早い**という結果が示されています(38)。

また、カラダや血管がかたい人が柔軟体操やストレッチを取り入れると、カラダがやわらかくなり、血管もまたやわらかくすることができます。

ストレッチを行うと、血管を柔軟にする**「NO(エヌオー)」**という物質が増え、血圧を下げる効果があらわれます。そうすると、血管に血液を送り出す心臓にかかる負荷が軽くなり、心臓力も高まるのです。

さらに、やわらかいカラダは、転倒や骨折のリスクも大きく低減します。

また、心臓力をパワーアップさせるためには、**有酸素運動**も外せません。十分に酸素を吸って、苦しくならず、全身の血流をよくする運動が、有酸素運動です。代謝をうながし、カラダから不要な脂肪や糖分を追い出し、少し軽い筋トレを追加すれば、下半身の強化にもつながります。

日々の生活のなかに新たにストレッチや有酸素運動を取り入れ、心臓力をアップさせることは、「100年寿命」へのカラダづくりの基本となるのです。

そこで、自宅でできるストレッチや有酸素運動を中心に、心臓力をアップするためのエクササイズを紹介します。たとえ心臓病と診断されていても、運動療法は効果的です。医師と相談しながら、自分の状態にあわせて取り組んでください。

人生100年時代の「ロコモからの脱出」

「ロコモティブ・シンドローム（略してロコモ）」という言葉を最近よく見聞きするようになりました。ロコモは、2007年に日本整形外科学会が提唱した概念で、「運動器の障害のために移動機能の低下をきたした状態」と定義されています。「ロコモティブ」とは、もとは英語で「移動するための動力や機関車」を意味します。

つまり、カラダにおける「ロコモ」とは、運動に必要な骨・関節・筋肉・靭帯・腱・神経などの器官で構成される「運動器」が衰えることを指します。

ロコモチェック　7項目

1	片足立ちで靴下をはけない
2	家の中でつまずいたり滑ったりする
3	階段を上がるのに手すりが必要である
4	家のなかのやや重い仕事が困難 (掃除機の使用・布団の上げ下ろしなど)
5	2kg程度の買い物をして持ち帰るのが困難 (1ℓの牛乳パック2個程度)
6	15分くらい続けて歩くことができない
7	横断歩道を青信号で渡りきれない

日本整形外科学会ロコモティブシンドローム予防啓発公式サイトより
https://locomo-joa.jp/check

『2022（令和4）年 国民生活基礎調査の概況』（厚生労働省）によると、要介護になった原因の30％以上、要支援の場合は50％以上が「高齢による衰弱」「骨折・転倒」「関節疾患」などの運動器の障害によるものです。

かつて「人生80年」といわれていた時代には想定されていませんでしたが、いまや「100年時代」を迎えるにあたって、ロコモは大きな問題となっています。

運動器のひとつにでも不具合が生じると、日常生活に支障があらわれます。それは、**カラダのあらゆる箇所に影響を及ぼし、生活習慣病を悪化させ、心臓への負**

担も増していきます。したがって、1日でも早くロコモの兆候を見出し、予防する手立てを打たなければなりません。

運動器が衰えてきたサインを別表（前ページ）にしたので、チェックしてください。もし、ひとつでも当てはまるようなら、ロコモが疑われます。また、たとえすべてをクリアした人でも、何も対策を講じなければ、やがて必ずそのときがやってきます。

過信は禁物。年齢にかかわらず、しっかり予防しなければなりません。

「運動する」「しない」で驚くほど変わる心臓

以前、電車に乗っていたときに見た広告に、とてもいいコピーがありました。

「もし若い頃の自分に伝えられるとしたら、カラダを動かすことだけは続けろと言いたい——」

名言ですね。私もまったく同感です。

運動は万能薬です。高血圧のクスリを飲めば、血圧が下がる。糖尿病のクスリを飲めば、血糖値が下がる。運動すれば、どれもこれも、同時に改善されるのです。

過去の世界の研究から、運動体力が低下すると寿命も縮まってしまうことがわかっています(39)。

私が専門としている心臓病の分野でも、たとえば慢性心不全の患者さんに週2～3回の適切な運動療法を行うと、約3年間で心不全による入院が19％、心臓死が22・8％、全死亡が42％も減少したとする劇的な効果が報告されています(40)。

このため私が院長をつとめる大島医院でも、病状が安定していれば、心臓病の患者さんにも運動療法を広く積極的に施しています。

その最も有効な手段が、有酸素運動です。

有酸素運動は英語で「エアロビクス」といい、カラダを動かす燃料として酸素を使った軽い負荷の運動です。スポーツジムで激しく手足を動かすアレは、どう見ても息が苦しそうで、有酸素というよりは、無酸素運動と考えたほうがいいかもしれません。

運動を強くすると、筋肉から疲労物質である乳酸が出てきて疲れてきます。乳酸によってカラダが酸性になるので、呼吸を大きく頻繁に行うことで二酸化炭素を吐き出し、元に戻そうとして息が上がってくるのです。

これより、強い運動を「無酸素運動」といいます。無酸素運動は筋肉を動かすエネルギー源として酸素を使わず、息が苦しくなって、血圧が上昇し、心拍数が速まり、その先はもう運動ができなくなってしまいます。

有酸素運動は、カラダに酸素を十分に取り込んだ状態で運動することで、血圧や心拍数の上昇が起こりにくく、心臓への負担も少ない。息も苦しくありません。だから、安全に長く続けることができるのです。糖尿病や脂質異常症、高血圧にも劇的な効果を示し、心筋梗塞や脳梗塞を予防する効果も明らかとなっています。

有酸素運動の「ちょうどいい感じ」とは?

心臓力を高めるために最適な有酸素運動は、**ウォーキング(歩くこと)**です。ケガや事故が少なく、長期にわたって個人のペースで続けることができ、糖尿病や脂質異常症、高血圧が改善します。

最初は、1日30分、最低1日おきに歩きましょう。はじめから歩数を決めてしまうと、無理な運動になってしまい、腰痛や膝痛の原因になりかねません。歩数はあくまでも結果です。まずは、1日3000歩を目安にスタートするのがよいでしょう。**1日に3000歩を無理なくこなせるようになると、歩数は自然に増えていきます。**それが「運動療法」の効果であり、長く歩けるようになると、寿命も延びることが研究結果としてあらわれています。

運動の強度を上げていくと、次第に息が苦しくなっていきます。その分岐点を専門用語で**AT（Anaerobics Threshold／嫌気性代謝閾値《けんきせいたいしゃいきち》）**といいます。

その分岐点を意識することが、有酸素運動のポイントです。ATの範囲内の運動であれば、カラダに酸素が足りている状態なので、心臓に負担がかかり過ぎることなく、危険が少ないのです。

運動しながら心拍数を測るのは難しいのですが、「きつい」と感じる自覚症状と有酸素運動の上限がピタリと合うことが、過去の研究でわかっています。

これを**「ボルグ指数」**といいます。

1962年、スウェーデンの心理学者グンナー・ボルグ氏によって開発され、運動を行う本人がどの程度の疲労度、きつさを感じているかを測定する指標です。ボルグ指数では、「非常にラクである」から「非常にきつい」までの自覚症状を、6～20の数値で表します。

このうち、「ラクである」から「ややきつい」の範囲内で行う運動が、有酸素運動の目安です。「ラクである」の感覚は、「運動しながら会話ができるくらい」の程度です。

その範囲でウォーキングを継続していけば、だんだん歩ける距離が長くなります。

効果は2週間であらわれ、カラダの本来存在すべきでない組織にたまった内臓脂肪や異所性脂肪も徐々に減り始めます。さらに10週間続けると、血圧は5～10下がり、インスリンの効きがよくなって血糖値も改善、中性脂肪も減少します。

ボルグ指数　目安となる運動強度

スケール	
6	
7	非常にラクである
8	
9	かなりラクである
10	
11	ラクである
12	
13	ややきつい
14	
15	きつい
16	
17	かなりきつい
18	
19	非常にきつい
20	

この範囲が有酸素運動の目安（11〜13）

運動は万能！ 有酸素運動のおもな健康効果

①	心臓力が強化される	⑪	内臓脂肪、異所性脂肪の予防と改善
②	呼吸力がアップする	⑫	基礎代謝がアップする
③	持久力が向上する	⑬	メタボの予防と改善
④	睡眠の質アップ	⑭	動脈硬化の予防と改善
⑤	高血圧の予防と改善	⑮	脂質異常症の予防と改善
⑥	糖尿病の予防と改善	⑯	慢性腎臓病の予防と改善
⑦	心不全の予防と改善	⑰	不安、うつの予防と改善
⑧	脳卒中の予防と改善	⑱	骨粗しょう症やロコモの予防と改善
⑨	健康寿命が延びる	⑲	認知症の予防と進行抑制
⑩	寿命が延びる	⑳	ガン予防（大腸、乳、子宮体、肝臓、すい臓、胃など）

もちろん、運動療法の効果は人によってさまざまですが、長く安全に続けることで、よりよい効果が得られます。

【やってみよう①】生涯歩き続けるための筋トレ法

心臓力を強化するためには、有酸素運動を続けることが不可欠です。

ですが、そんな素晴らしい有酸素運動にも、次のような弱点があります。

①筋力アップが難しい
②トレーニングに必要な時間が長い
③自宅でできるトレーニングが少ない

なかでも特に気になるのが、「筋力アップが難しい」ということ。ハッピーな100歳を迎えるために欠かせない「歩く力」を保つためには、どうしても筋力がなければなりません。

そこで、ロコモティブ・シンドロームを予防するために最適な**「軽い筋力トレーニング」**を紹介します。

軽い筋トレのことを、専門的には「低強度レジスタンス運動」といいます。

レジスタンス運動とは、筋肉にレジスタンス、つまり抵抗をかける動作をくり返し行う運動で、たとえば、スクワットや腕立て伏せ、ダンベルを用いた体操など、増やしたい筋肉に抵抗をかける動作を5〜10回反復し、これを3〜5セット、無理のない範囲で行います。

初心者でも簡単！ 自宅でできる筋トレ
デスク・スクワット

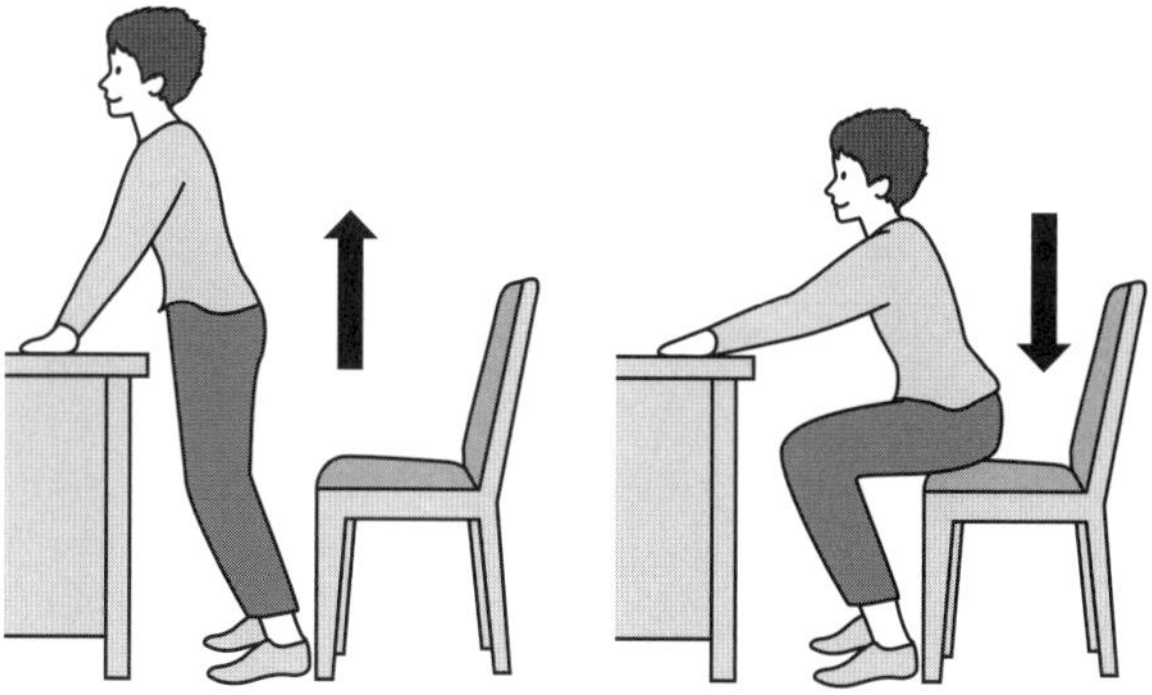

ロコモティブ・シンドロームを予防する軽い筋トレを始めるなら、まずコレが最適。机に手をついて行うので簡単かつ安全で効果的。最初は 5-10 回を 1 セットとして、1 日 3-5 セット行う。歩く力を保つために太ももを鍛える運動だ

負荷をかけて疲れた筋肉には、回復の時間が必要です。**レジスタンス運動は、はじめは毎日行うのではなく、2～3日に1回程度、週2～3回からはじめ、徐々に増やしていきましょう。**

高血圧や腰痛、膝痛などで治療している人は、まずは家庭血圧をしっかり管理し、また主治医にも相談して始めてください。

【やってみよう②】貧乏ゆすりは健康ゆすり

筋トレは生涯続けられるように、安全でケガをしないように行うことが大切です。しかし、いくら筋トレが重要といっても、朝早く起きてすぐは、まだ筋肉や血管がかたく、このようなときにいきなりやってはいけません。

また、朝のラジオ体操も悪くはないのですが、高齢者にとっては少し不安な点があります。なぜなら、少し跳んだりはねたりすることが多く、下半身のトレーニングにしても、膝や腰への負荷が強いように思えるからです。

そこで、ぜひ追加してほしいのが、**朝の軽いストレッチ**です。

かたくなった筋肉をいきなり伸ばすと、肉離れを起こして筋肉が傷つきます。これは、心臓や血管でも同じこと。かたくなった血管は、血圧が急に上がると内皮に傷がつき、心筋梗塞や脳卒中の引き金となってしまいます。

血管や筋肉をやわらかくして、そこに血液を送り出す心臓や心筋の負荷を軽くするイメージで行います。心臓の寿命を延ばすために行う全身ストレッチを次ページで紹介します。**朝起きたときに手足をやさしくほぐし、筋肉や血管をやわらかくする運動**です。

井戸水をくみ上げるように、両足へ下りた血液を上昇させるには、心臓が広がる力に加えて、足、特に**ふくらはぎの筋肉**が重要な役割を果たします。

ウォーキングやゴルフが心臓力アップに効果的なのは、そのためです。

筋肉がついてくると、代謝量も増えるので、しっかり食べても太りにくくなります。まさにダブル効果といえるでしょう。

そこで、耳よりなエクササイズ情報をひとつ。

超簡単！　筋肉と血管をほぐして心臓力を高めよう！

座ったままで全身ストレッチ

ストレッチはウォーキングよりも血圧を下げるという研究報告がある。実際、筋肉を伸ばすことで全身の血管もスムーズに広がるようになる。転倒、骨折のリスクも低下し、心臓力を高め 100 年寿命の達成に大きな威力を発揮する。年齢を問わず、デスクワーク中でも座ったままできるストレッチを紹介しよう。

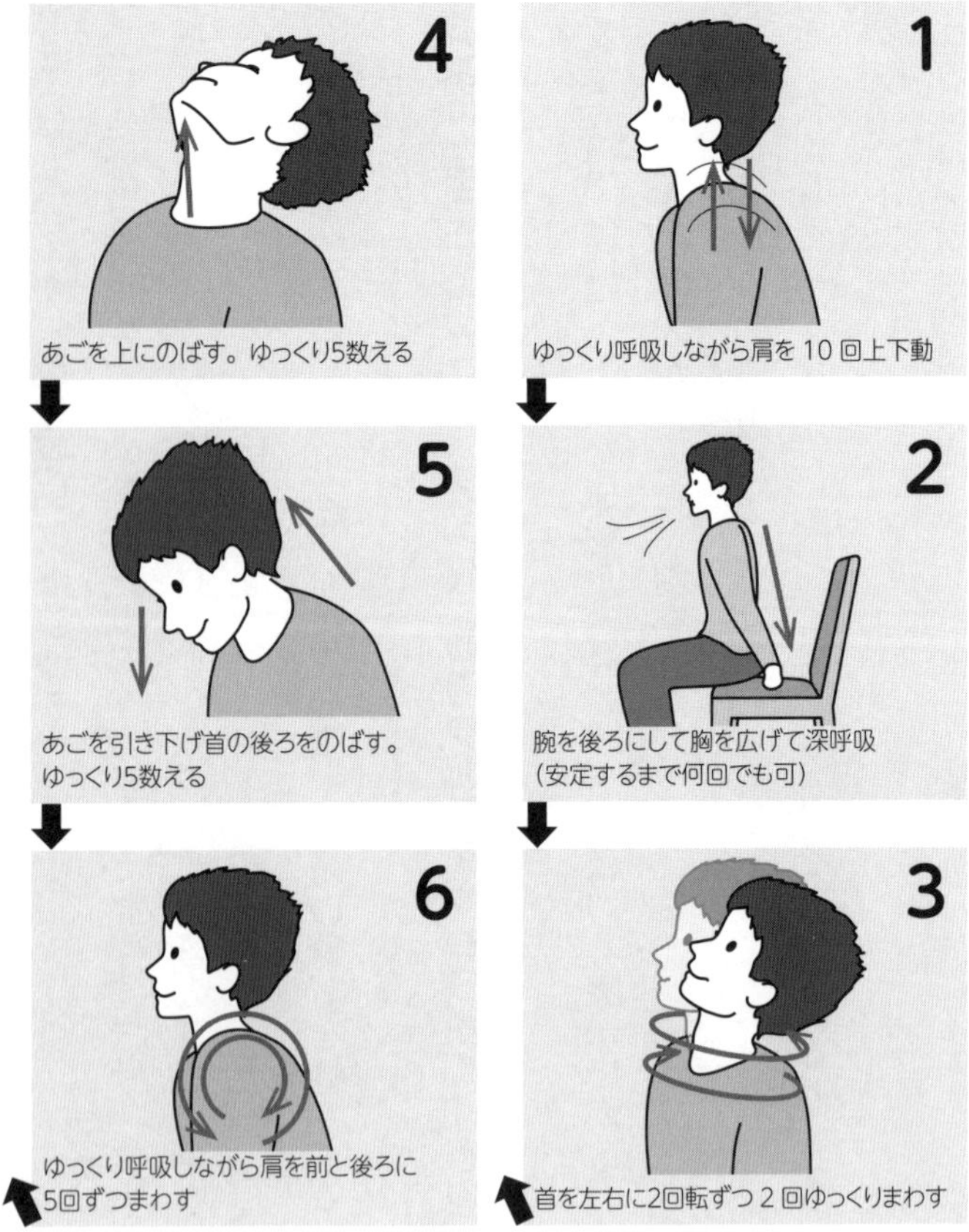
1
ゆっくり呼吸しながら肩を 10 回上下動
2
腕を後ろにして胸を広げて深呼吸
（安定するまで何回でも可）
3
首を左右に2回転ずつ 2 回ゆっくりまわす
4
あごを上にのばす。ゆっくり5数える
5
あごを引き下げ首の後ろをのばす。
ゆっくり5数える
6
ゆっくり呼吸しながら肩を前と後ろに
5回ずつまわす

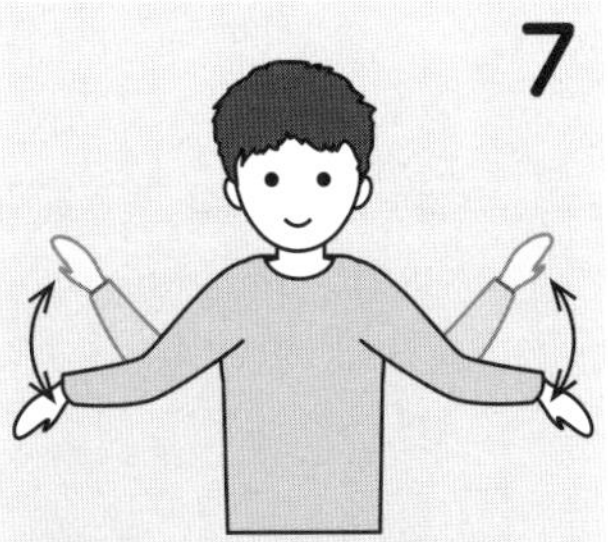

手首と肘を同時にブラブラ動かしながらゆっくり 10 数える

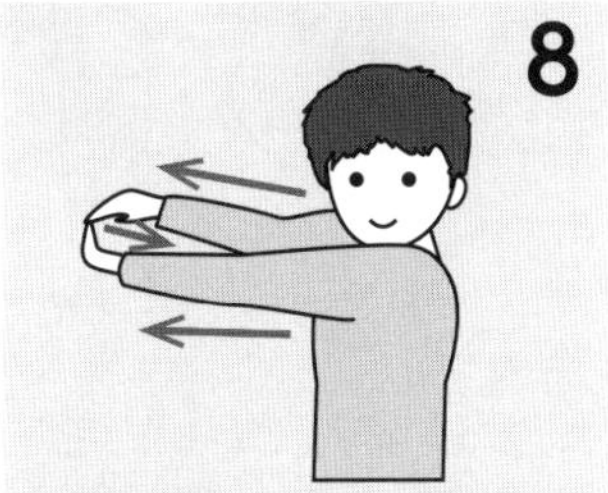

上腕の筋肉をよく伸ばして手のひらを交差させ、手首をストレッチ。左右それぞれゆっくり5数える

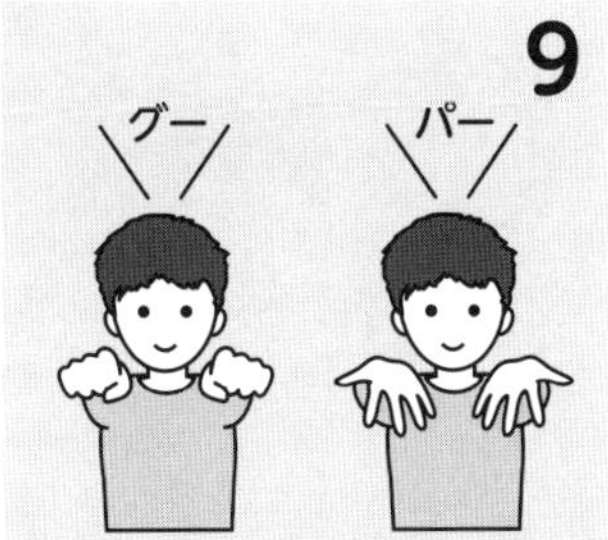

両手を伸ばしてハンドグリップ。手の甲を上に 10 回、次は手の甲を下に 10 回

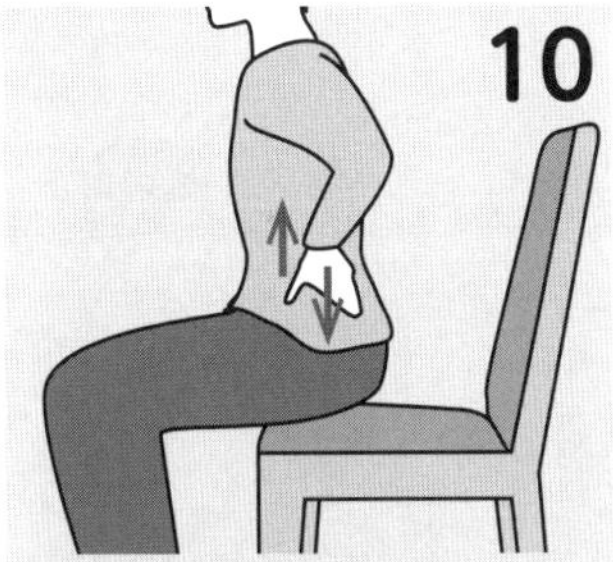

手の腹で腰の筋肉を上下に動かしてほぐす。左右同時に 10 回

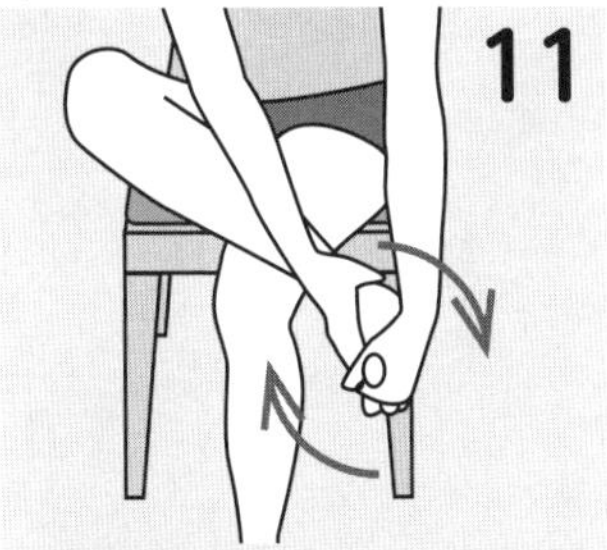

足首をぐるぐるまわす。左右両足とも前と後ろに 10 回転ずつ

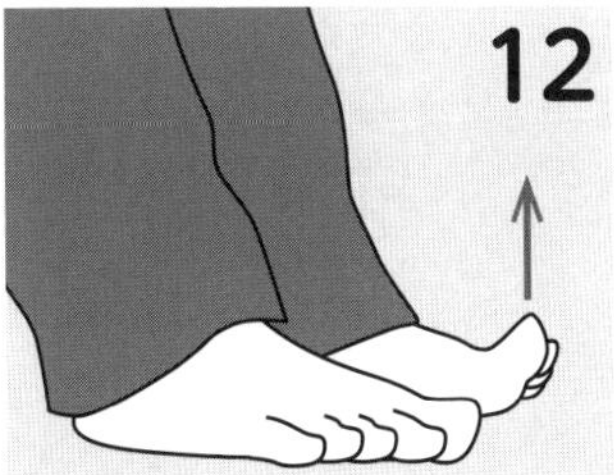

足裏が浮かないように足指だけ左右交互に 10 回ずつ上下させる。末梢血管のストレッチ

13

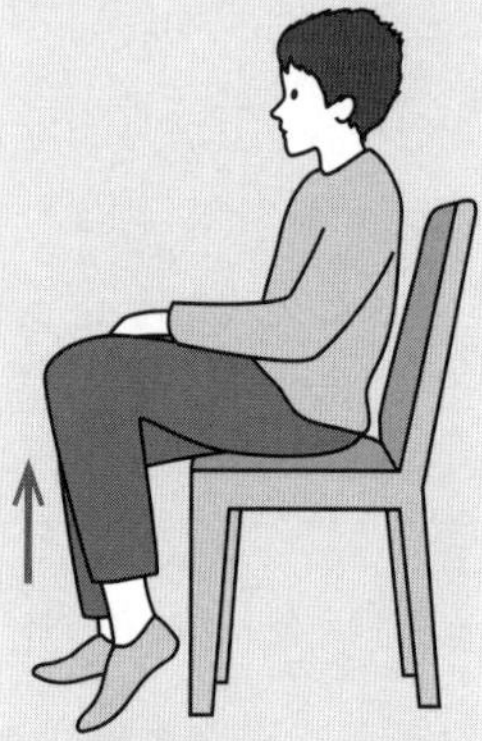

つま先をアップダウン。片足を10 回ずつ、さらに左右両足同時に10 回上下させる

14

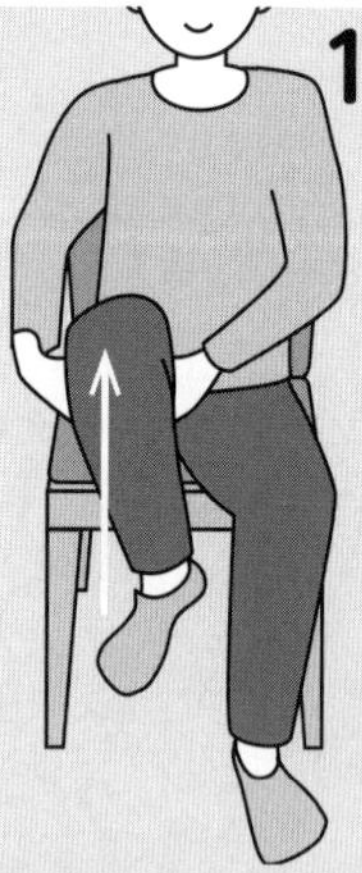

左右両足を片方 10 回ずつ上げ下げ。難しい場合は手を添えてもよい

15

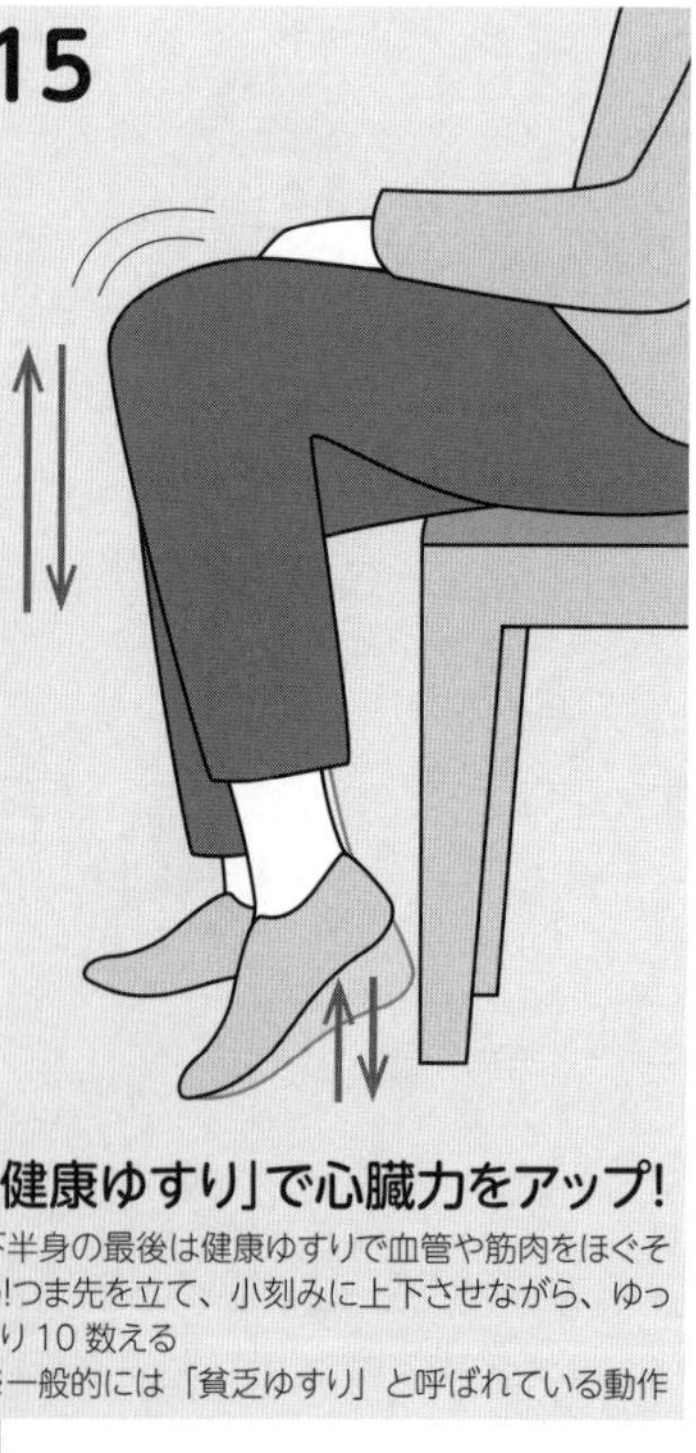

「健康ゆすり」で心臓力をアップ!

下半身の最後は健康ゆすりで血管や筋肉をほぐそう!つま先を立て、小刻みに上下させながら、ゆっくり10 数える
※一般的には「貧乏ゆすり」と呼ばれている動作

最後に 16

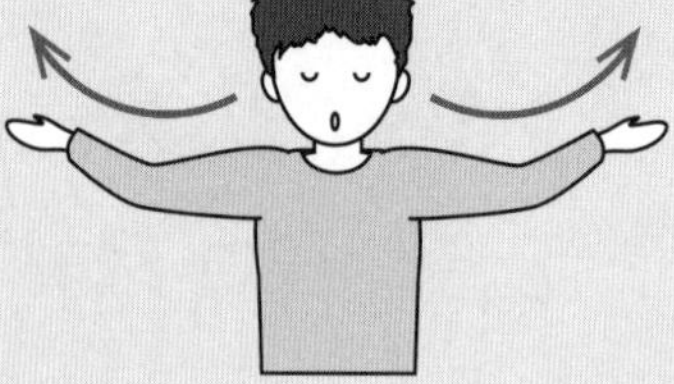

手のひらを上に、腕と胸を大きく開いて深呼吸（落ち着くまで）

日本では「行儀が悪い」とされる**「貧乏ゆすり」**ですが、英国の1万2000人を対象にした研究では、むくみがよくなるばかりか、エコノミークラス症候群、変形性股関節症を予防し、さらには、死亡リスクまでが低下すると報告されています(41)。

ふくらはぎは**「第2の心臓」「下半身の心臓」**として有名です。**「貧乏ゆすり」は「健康ゆすり」。ぜひエクササイズとして取り入れてみてください。**

「運動はどれくらいがいい?」に答える「メッツ」一覧

運動強度の指数に「**メッツ**(METs/Metabolic Equivalents)」という単位があります。これは、カラダにとりこまれて消費される酸素量をもとに、安静にしているときを「1メッツ」と考えて数値化しています。

「メッツ」は、身体活動の強度を示す単位で、国際的に広く使われており、身体活動時の酸素消費量が安静時の何倍に相当するかを推定できます。たとえば、**安静時座位の酸素消費量を「1メッツ」**として、その**2倍の酸素を消費する身体活動を「2メッツ**

ツ」、3倍なら「3メッツ」と表現します。

また、メッツに時間（時）をかけ算した数値を**「エクササイズ」**で表わし、健康づくりのためには、18～64歳の人で1週間合計23エクササイズが推奨されています(40)。たとえば、犬の散歩などの普通歩行（3メッツ）を1日1時間行えば、1週間（7日）で21エクササイズをクリアできます。これに週末、2エクササイズ分の運動や生活活動をすれば基準を上回ることになります。たとえば、テニス（7メッツ）なら30分で3エクササイズ以上ですから十分に健康的といえるでしょう。

65歳以上の人は、1週間合計15エクササイズ、歩行（3メッツ）またはそれと同等以上の身体活動を1日40分以上行うことが推奨されています。

自分が今日どれくらいの活動や運動をしたのか、数値にしてみると目標ができ、健康への意欲が増してくるに違いありません。

ここでいう「健康」とは、血圧やコレステロール、中性脂肪、血糖値が改善されていくこととイコールです。それはすなわち、心臓力の強化に直結します。

主なスポーツ・身体活動のメッツ数値一覧

メッツ	活動内容	1エクササイズに相当する時間
3.0	自転車エルゴメーター:50ワット、とても軽い活動、ウェイトトレーニング（軽・中等度）、ボウリング、フリスビー、バレーボール	20分
3.5	体操（家で軽・中等度）、ゴルフ（カートを使って、待ち時間を除く）	18分
3.8	やや速歩（平地、やや早めに=94m/分）	16分
4.0	速歩（平地、95～100m/分程度）、水中運動、水中で柔軟体操、卓球、太極拳、アクアビクス、水中体操	16分
4.5	バドミントン、ゴルフ（クラブを自分で運ぶ、待ち時間を除く）	15分
4.8	バレエ（モダン、ツイスト、ジャズ、タップ）	13分
5.0	ソフトボールまたは野球、子どもの遊び（石けり、ドッジボール、遊戯具、ビー玉遊びなど）、かなり速歩（平地、速く=107m/分）	12分
5.5	自転車エルゴメーター:100ワット、軽い活動	11分
6.0	ウェイトトレーニング（高強度、パワーリフティング、ボディビル）、美容体操、ジャズダンス、ジョギングと歩行の組み合わせ（ジョギングは10分以下）、バスケットボール、スイミング:ゆっくりしたストローク	10分
6.5	エアロビクス	9分
7.0	ジョギング、サッカー、テニス、水泳（背泳）、スケート、スキー	9分
7.5	山を登る（約1～2kgの荷物を背負って）	8分
8.0	サイクリング（約20km/時）、ランニング（134m/分）、水泳（クロール:ゆっくり:約45m/分）、軽度～中強度	8分
10.0	ランニング（161m/分）、柔道、柔術、空手、キックボクシング、テコンドー、ラグビー、水泳（平泳ぎ）	6分
11.0	水泳（バタフライ、クロール:速い:約70m/分）、活発な活動	5分
15.0	ランニング（階段を上がる）	4分

※それぞれの値は、当該活動中の値であり、休憩中などは含まない。たとえば、カートを使ったゴルフの場合、4時間のうち2時間が待ち時間とすると、3.5METs×2時間=7METs・時となる。　厚生労働省 健康局

歩ける距離と寿命は比例している

心臓の専門分野には、**「6分間歩行」**と**「最大酸素摂取量」**という考え方があります。最大酸素摂取量とは、カラダにとりこめる最大の酸素量のことです。

「6分間歩行」は、1985年にカナダ人医師であるゴードン・ガイアット氏らによって、慢性心不全の運動耐容能（どれくらいまでの運動に耐えられるか）の評価法として提唱され、2002年に米国胸部学会によってガイドラインが正式に導入されました。**30mの平坦な直線コースを、6分間でできるだけ早く歩行して往復し、その距離から運動能を評価する方法です。**

左ページ上のグラフは慢性心不全の患者さんについて6分間で歩ける距離と最大酸素摂取量の関係、下のグラフは最大酸素摂取量と生存率の関係を表しています。歩ける距離が長い人ほど最大酸素摂取量が多く、短ければ少ない。そして、最大酸素摂取

6分間で歩ける距離と最大酸素摂取量の関係

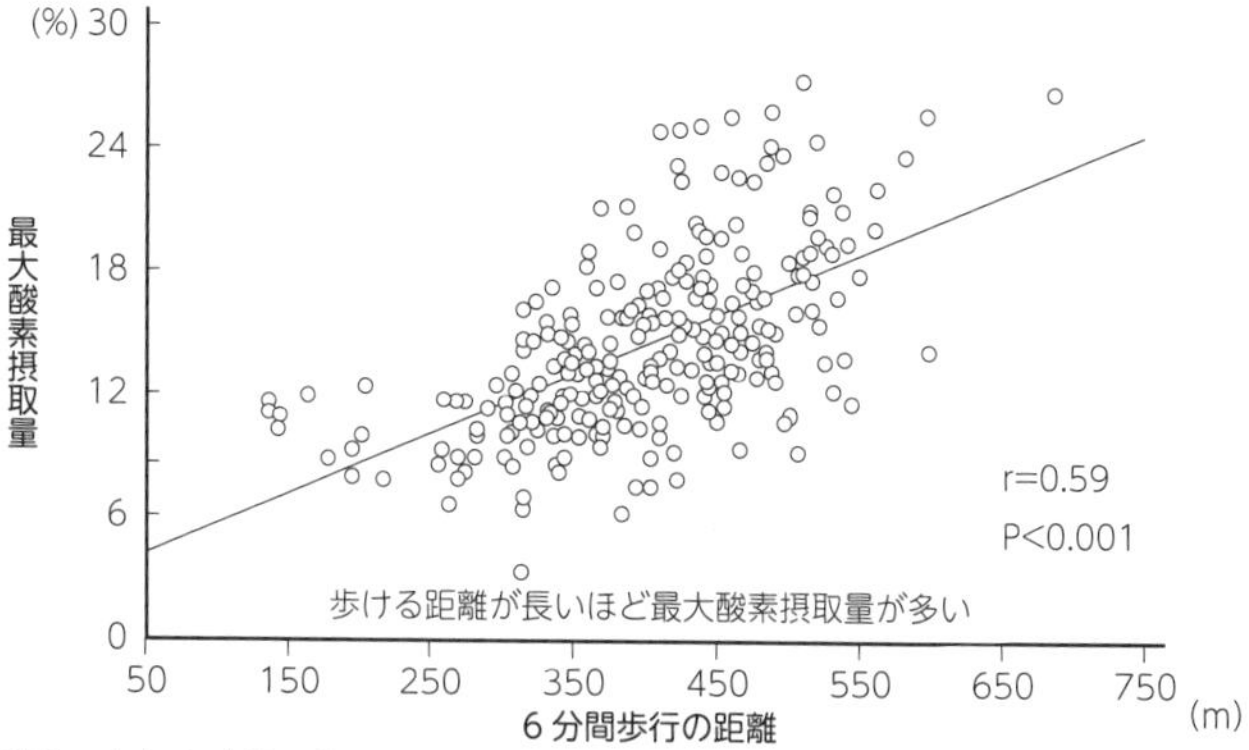

C Opasich,et al.Six-minute walking performance in patients with moderate-to-severe heart failure; is it a useful indicator in clinical practice?.Eur Heart J.2001 ;22(6):488-96.

最大酸素摂取量と心不全患者の予後

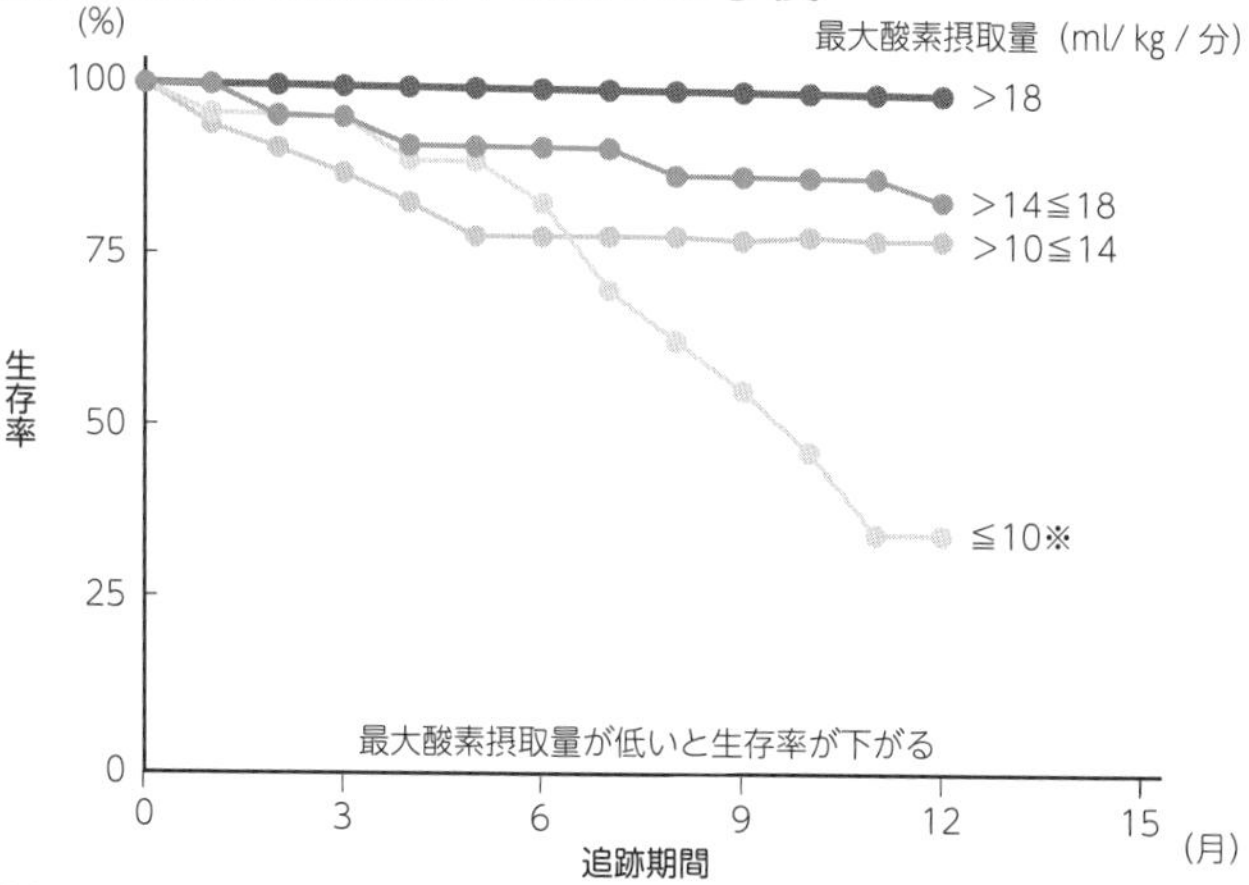

D M Mancini,et al.Value of peak exercise oxygen consumption for optimal timing of cardiac transplantation in ambulatory patients with heart failure. Circulation. 1991 ;83(3):778-86.

量が少ないと、生存率が下がるということがわかります。

単刀直入にいえば、**「歩ける距離が長いほど長生きができる」**ということ。たとえば、心不全で運動療法を行った人は、行わなかった人と比べて、約3年間で心臓死が22・8％、全死亡率が42％も低下するという研究結果も報告されています(43)。

ただ歩くだけで、寿命はこんなにも延びるのです。

「でも、自分はもう歳だし」という方も多いですね。しかし、世界的に権威ある医学誌にとても興味深い研究論文が発表されています。

それは、**「運動は中高年から始めても遅くない」**という報告です。

40～79歳の人たちを対象に、そこから運動を始めたらどうなったかを調査をしたところ、心血管疾患やガンの病歴がある人を含めても、中高年の人が運動を増やすと、死亡リスクが減少し、しっかり寿命が延びていることがわかりました(44)。

運動を始めるのに遅過ぎることはないという研究結果です。ぜひ、今日から運動を始めましょう。

第5章

心臓力を鍛える「食事法」

ハッピーな100歳がもつ「食べる力」

「100年寿命の時代」を健康に過ごせるかどうかは、「食べる力」に大きく左右されることを、みなさんはすでにご存じだと思います。

ここでいう「力」とは、「口の中がいかに稼働しているか」ということを意味しています。これもまた「人生80年時代」にはあまり問題視されていませんでしたが、いまや高齢者医療の世界では非常に重要なテーマとなっています。

みなさんは**「フレイル」**という言葉を聞いたことがあるでしょうか?

直訳すると「虚弱、脆弱、衰弱」ですが、あまりにも言葉として弱々しいので、日本老年病学会がカタカナで呼ぶようになりました。

要は、**健康な状態と要介護状態の中間で、元に戻ることはできるけれど、放っておくとすぐに要介護が必要になる**――という状態です。言いかえれば、それは取り返しのつかない「下流」ではなく、まだ「上流側」ととらえてもいいでしょう。ただし、すぐに進行を回避しなければならない重要なポイントでもあります。

フレイルには、「カラダの虚弱」「こころ・認知の虚弱」「社会性（人付き合い）の虚弱」という3つの側面があり、「ハッピーな100歳」を迎えるためには、いずれも早めに気づいて元気な状態へ戻さなければなりません。

カラダがフレイルになると、筋力の衰えを感じたり、体重が減少したりという前兆があらわれますが、それが生活習慣病や心血管病が原因という場合もあります。

ここでは、最近特に注目されている**「オーラルフレイル」**を紹介します。

「オーラル」とは、口頭や口腔（口の中）を意味する言葉。要するに、「お口の衰弱」ということです。

口腔機能が低下すれば、十分な食事がとりづらくなり、栄養状態の悪化から心身の健康が脅かされることになります。

口腔機能は次の3つの段階に分けられます。

①食べ物を口に取り込む**（捕食）**
②口の中の食べ物をこまかく噛みくだき、唾液と混ぜ合わせる**（咀嚼）**
③咀嚼したものを飲み込み、食道から胃へ送り込む**（嚥下）**

ほかにも、**触覚**（口の中のものを感じ取ること＝食感）や、**味覚**も大切な要素です。

これらのうち、いずれかの機能に少しでも違和感が出てきたら、さっそく医療機関に相談してください。

歯磨きはもちろん、うがいの回数を増やしたり、口の中を清潔に保ったり、オー

オーラルフレイルのリスクチェック

項　目	はい	いいえ
半年前に比べて、硬いものが食べにくくなった	2点	0点
お茶や汁物でむせることがある	2点	0点
義歯（入れ歯）を使用している	2点	0点
口の渇きが気になる	1点	0点
半年前に比べて、外出が少なくなった	1点	0点
さきいか、たくあんくらいの硬さのものが噛める	0点	1点
1日に2回以上は歯を磨く	0点	1点
1年に1回以上は歯科を受診している	0点	1点

「はい」「いいえ」で回答し、合計点数を算出する
●4点以上＝オーラルフレイルの危険性が高い　●3点以上＝オーラルフレイルの危険性あり
東京大学高齢者総合研究機構

ラルフレイルへの対処をこまかくアドバイスしてくれるはずです。
口腔機能は、心臓力強化の食事のために必ずクリアしなければならない重要な条件です。

心臓を直撃する食べ物とは？

そして、「健康でいられるのか」「病気を患ってしまうのか」その分かれ道は、多くの場合が食べ物によると考えられます。もちろん、私たちが命をゆだねる3本の冠動脈も、毎日の食事次第で強くもなり、弱くもなります。本章では心臓にダイレクトに影響を与える食事について解説します。

まず、塩分のとり過ぎがカラダに悪いことはすでに知られています。特に、血圧を上げることは、これまで多くの研究から指摘されてきました。まさに、心臓にとって塩は、最強の「敵」と言ってもいい存在です。

いっぽうで、食塩（塩化ナトリウム）は人間のカラダに不可欠な成分でもあります。

問題は、その量、他の成分とのバランスです。

では実際、1日にどれくらいまでなら塩分を摂取してよいのでしょうか。

日本の成人にとって、**1日の塩分摂取の目標値は、男性7・5g未満、女性6・5g未満です。**高血圧の人はもっと厳しく、1日6g未満です。1日6g未満の減塩で血圧が下がり、脳心血管病をしっかり予防できることがわかっていいま

外食メニューに含まれるおよその塩分量

天ぷらそば	約5g
塩鮭（80g）	約6.5g
かつ丼	約4g
にぎり寿司	約4g
みそラーメン	約6g
豚肉しょうが焼き	約1.5g
さば味噌煮	約1.5g

す(45)。ちなみに、成人が1日に**必要な塩分量は、わずか1・5g**です(46)。

ところが現状、日本人は平均で11〜12gもとっているので、目標は40%近くも減らさなければならない、ということです。

食塩7・5gというと、小さじ山盛り1杯分。「そんなに口にしていませんよ」と言いたくなるかもしれませんが、加工食品や外食の料理などには多く含まれていますし、1日で食べたものをまとめると、トータルでたくさんの塩分をとっていることに気がつきます。

塩分とのバランスをとる「ある栄養素」

塩分のとり過ぎで血圧の上昇が気になる人にとって、欠かせないもの——それが、**カリウム**です。

カリウムには、ナトリウムとともに、細胞の浸透圧を調整したり、心臓や筋肉がうまく働くように、神経を伝達する役割を担っており、さらに**余分なナトリウムを汗**

や尿として排出し、血圧を下げる効果などもあります。

いわば、塩分の「お目付け役」のような存在であり、血圧が高めの人にとっては必需品ともいえる成分です。

血圧を下げるためには、塩分を控えるのはもちろんですが、このカリウムを多くとることも大切で、おもに**豆類や野菜、果物**にたくさん含まれています。

カリウムは腎機能が正常であれば、特にサプリメントなどを使用しないかぎりは過剰摂取になるリスクは低く、摂取の上限量は定められていません(46)。

WHOのガイドラインでも、成人の高

カリウムを多く含む食材

飲料	100g中のカリウム	野菜	100g中のカリウム
玉露	340mg	パセリ	1000mg
野菜	260mg	里芋	640mg
オレンジジュース	180mg	大豆	570mg
牛乳	150mg	ほうれん草	490mg
赤ワイン	110mg	枝豆	490mg

その他	100g中のカリウム
納豆	660mg

血圧や心血管疾患、脳卒中のリスクを減らすために、食べ物からのカリウム摂取量を増やすことを推奨しています(47)。

しかし、腎臓の機能が低下している人や、心不全でカリウムを保持する利尿薬、一部の高血圧のクスリを服用している人は、カリウムをとり過ぎると血液中のカリウム値が異常に高くなり、危険な不整脈が発生することがあるので、まずはかかりつけ医に相談してください。

どんな食べ物が問題か〜飽和脂肪酸と不飽和脂肪酸

これまで本書で説明してきたように、塩分と同様、心臓力強化の強敵となるのが、**コレステロール**です。

すでにご存じのとおり、脂質の一種であるコレステロールが不必要に血中で増えると、血管の内壁に付着して動脈硬化を引き起こし、それが心筋梗塞や脳梗塞の原因となるからです。悪玉コレステロールがその主犯格であり、善玉コレステロールは余分な悪玉を減らす働きをしています。

じつは、それらのうち、約8割は食べ物からではなく、体内で合成されています。そこに大きく関わっているのが、**脂肪酸**です。

脂肪の主な成分である脂肪酸には、動物性の〝脂〟に多い**「飽和脂肪酸」**と、魚や植物性の〝油〟に多い**「不飽和脂肪酸」**があり、前者をとり過ぎると、必ずしもコレステロールを多く含む食品を食べなくても、体内で悪玉コレステロールを増加させてしまう――そのカラクリに注意しなければなりません。

かたや、不飽和脂肪酸には悪玉コレステロールを低下させる成分が多く含まれています。なかでも、**「オメガ3系」**といわれる脂肪酸は、心血管病のリスクを大きく下げることがわかっています。あとで詳しく説明します。

コレステロールを多く含むものといえば、肉の脂身やベーコン、魚卵（タラコ、イクラ）をはじめ、牛乳やバターなどの乳製品、レバーやモツなど。**タマゴの黄身な**

どはコレステロールのかたまりです。
コレステロールを多く含む食材は、同時に飽和脂肪酸も含んでいる場合が多いので、二重の意味で気をつけなければいけません。

タマゴ論争に決着！　タマゴは何個までOKか？

ちなみに、日本では「タマゴは1日1個まで」というのが常識でしたが、2015年に厚生労働省がコレステロールの摂取上限を撤廃したおかげで、「お好きなだけどうぞ」となりました。体内で生成されるコレステロールの量に比べて、口からの摂取は科学的に影響する根拠がないとしたのが理由のひとつです。では、実際のところ、本当にタマゴは大丈夫なのでしょうか？

米国における研究では、コレステロール、または**タマゴ（鶏卵）の摂取量の増加が、心血管疾患の発症および死亡リスクと関連し、量が多いほどリスクが高い**ことが示されています(48)。**糖尿病の人は、タマゴの摂取が多いと狭心症や心筋梗塞の発症、または死亡が増加します**(49)。実際のところ、科学的にはコレステロールの摂取量が血中脂質に及ぼす影響には個人差があり、「タマゴの摂取でも悪玉(LDL)は増加しなかった」とする報告もあります(50)。

まとめると、『日本人の食事摂取基準(2020年版)』(厚生労働省)では、脂質異常の重症化を予防するために、コレステロールの摂取は**1日200mg未満**にすることが推奨されていて、「もともとLDL(悪玉)が高くない人でも、コレステロールの摂取は低めに抑えるべきだ」と考えればいいでしょう。

ただ、タマゴには1個につき約250mgのコレステロールが含まれています。厚労省が提唱する1日の適正摂取量が200mg未満なので、なんと1個でそれ以上をカラダに入れてしまうことになります。

実際に体内でそれほど増えるわけではありませんが、**コレステロール値が高いと**

コレステロールを下げる食事と食材

①摂取エネルギーを抑える
②脂肪をとり過ぎない
③コレステロールを多く含む
　食材をとり過ぎない

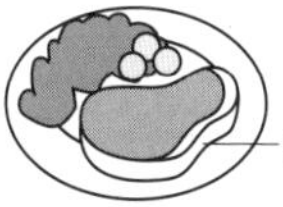

鶏卵　レバー　タラコ　イクラ

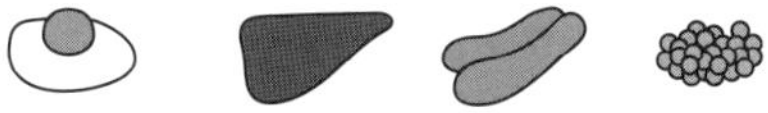

食物繊維

水溶性と不溶性のうち、水溶性の食物繊維には
悪玉コレステロールを減らす働きがある

【緑黄色野菜】
ブロッコリー、ほうれん草、カボチャ、
にんじん、オクラ、モロヘイヤ など

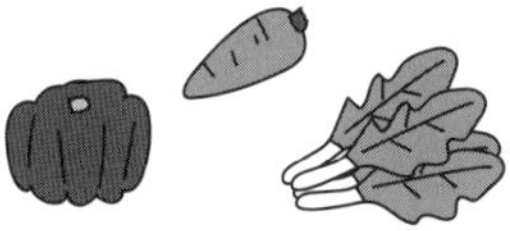

【果実類】
りんご、バナナ、いちご、キュウイ、柿
など

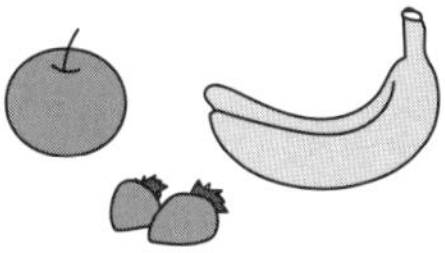

【豆類・穀類】
大豆、納豆、豆腐、玄米、胚芽米、
麦飯、ライ麦パン　など

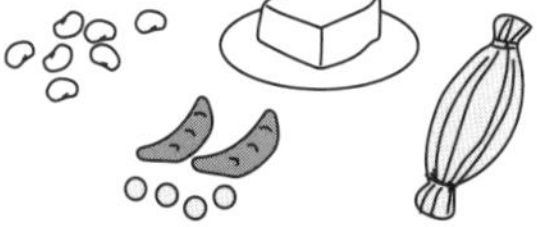

【海藻類】
わかめ、こんぶ、ひじき　など

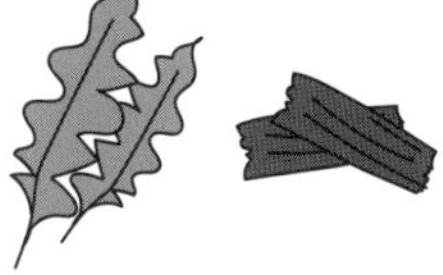

乳酸菌

乳酸菌にはコレステロールとくっつき、
排せつする働きがある

【多く含む食材】
ヨーグルト、チーズ、キムチ、ぬか漬け
など

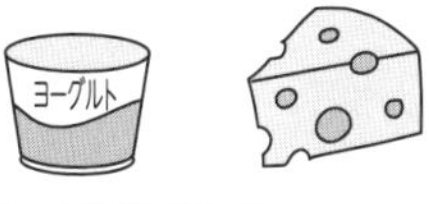

エイコサペンタエン酸(EPA)

不飽和脂肪酸のEPAには脂質を改善する
効果がある

【青魚】
イワシ、アジ、サバ、サンマ　など

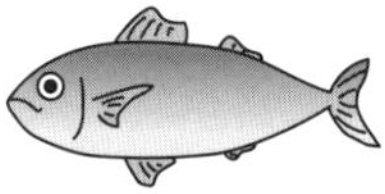

診断された人は、体内で生成される量とのバランスがうまくとれていないこともあるので、上限が撤廃されたからといってたくさん食べるのは、控えたほうがよいでしょう。

現代は、栄養のとり過ぎで病気になる時代なのです。

脂肪酸をコントロールして心臓を強くしよう

飽和脂肪酸と不飽和脂肪酸の話に戻りましょう。とても大切な話です。

脂肪には、固まる脂と固まらない油があります。

常温でも**固まる脂が「飽和脂肪酸」、固まらない油が「不飽和脂肪酸」**です。簡単に言うとそこが違います。

たとえば、肉料理の食べ残しを保存容器や皿に載せたまま放っておいたり、冷蔵庫に入れておいたりすると、白くラードのようなベタベタがあらわれます。それは「固まる脂＝飽和脂肪酸」です。いっぽう、サバ缶を開けると液体の油が出てきます。それが「固まらない油＝不飽和脂肪酸」。常温で個体のものが「脂（fat）」で、液体のものが「油（oil）」というわけです。

飽和脂肪酸は、乳製品、肉などの動物性脂肪、つまり肉の脂身や鶏肉の皮、牛乳、バター、マーガリン、ラード、生クリーム、それから近年、わが国でも増えているパーム油などの植物油脂に多く含まれています。

パーム油は加工食品の原材料に使われていますが、実際にはパーム油とは記載されず、「植物油脂」などと表記され、チョコレート、ポテトチップス、アイスクリームやスナック菓子など、さまざまな加工食品や、食品以外にも洗剤や化粧品、歯磨き粉などに使われています。

飽和脂肪酸は、とり過ぎると心筋梗塞のリスクになりますが、少な過ぎると脳卒中のリスクが高まるとされており、ほどほどの摂取が必要です(51)。

『動脈硬化性疾患予防ガイドライン　2022年版』（日本動脈硬化学会）では、狭心症や心筋梗塞を予防するために、**適正な総エネルギー摂取量を心がけ、飽和脂肪酸**

を減らすこと、飽和脂肪酸を多価不飽和脂肪酸に置き換えることを推奨しています。

飽和脂肪酸の適正な摂取量に十分なエビデンス（根拠）はありませんが、『日本人の食事摂取基準（2020年版）』（厚生労働省）では、総エネルギー摂取量の7％未満が妥当としています。実際のところ『2019年国民健康・栄養調査報告』では、20歳以上の日本人で8・4％の摂取量であり、やはり、私たちは飽和脂肪酸をとりすぎているようです。

肉の脂身を取り除いたり、牛乳などの乳製品は「低脂肪」に変えたりするなど工夫して、飽和脂肪酸をとり過ぎないように気をつけてください。

では次に、不飽和脂肪酸について解説します。

不飽和脂肪酸は、体内では生成されないため、食事から摂取しなければなりません。これを、「必須脂肪酸」といいます。

不飽和脂肪酸は、**「一価」**と**「多価」**に分かれます。両方とも「悪玉」を減らし、「善玉」を増やす効果があります。一価を含んだ代表的な食べ物が、**オリーブオイル**

です。日本人の食生活にすっかり馴染んでいますね。まず間違いなく、医学的に人間のカラダにとってよい食べ物のひとつに数えられます。

いっぽう、多価はさらに2種類に分かれます。

ひとつが**「オメガ3」**です。「オメガ3」には**EPA（エイコサペンタエン酸）**や**DHA（ドコサヘキサエン酸）**などがあり、健康にいい油として有名です。青魚や、アマニ油、えごま油などに含まれ、特に中性脂肪値を下げ、動脈硬化を予防します。

もういっぽうが、**「オメガ6」**です。「オメガ6」には**リノール酸**や**アラキドン酸**があります。リノール酸は大豆油やごま油、アラキドン酸は卵黄や豚レバーなどに多く含まれます。「オメガ6」も必須脂肪酸のため食事で摂取しなければなりませんが、過剰な摂取は血管を傷つけ、「善玉」を減らし、動脈硬化を悪化させるため、要注意です。このため、**「オメガ6」の過剰な摂取を避け、「オメガ3」を積極的にとる**のがおすすめです。

オメガ3とオメガ6の理想の比率

スーパーの棚で見かける**サラダ油、ごま油、ベニバナ油、コーン油**、そして**マヨネーズ**など、日常生活でよく使われる油は、ほとんどが「オメガ6」です。

うっかりすると「オメガ6」を使い過ぎてしまいます。

「オメガ3」と「オメガ6」の理想的なバランスは、比率1対2。 1日3食の食事のうち、2食に魚を取り入れるイメージです。現代の日本人は肉を食べる量が増え、魚を食べる量が著しく減少しています。心あたりのある人は多いはず。魚を食べる機会を増やし、100年寿命を生き抜く心臓力を手に入れましょう。

肉は「オメガ6」を多く含むだけでなく、肉を料理する際に使用する油も「オメガ6」ですから、1日の食事のうち「オメガ6」をとり過ぎて、非常に悪いバランスになってしまいます。特に若者の乱れた食生活では、「オメガ3」と「オメガ6」のバランスが比率1対10どころか、1対50にもなっているところがあります。

このように、「オメガ3」と「オメガ6」のバランスが悪くなり、比率1対2を超えると、心臓病での死亡リスクが急激に増加します(52)。

『日本人の食事摂取基準 2020年版』(厚生労働省)では、「オメガ3脂肪酸」の1日に必要な量は、女性(18歳以上)が1・62〜1・99g/日(妊婦 1・48g/日、授乳婦 1・81g/日)、男性(18歳以上)が1・92〜2・33g/日としています。小さじ1杯のイメージですね。

米国心臓協会は、まとめとして以下のような提言を行っています。

「飽和脂肪酸(悪玉脂肪=後述)を多く含む食材を、不飽和脂肪酸の一価(オリーブオイル)や多価の『オメガ3』(EPA/青魚に含まれる=後述)に置き換えてください」

簡単に言えば、前述のとおり肉の脂身や皮は取り除き、脂身の少ないものにする。乳製品は低脂肪のものにして、オリーブオイルで料理、魚を増やすということです。

命を延ばす「エイコサペンタエン酸」

サバ缶がカラダにいいということはよく知られています。その理由は、「エイコサペンタエン酸（ＥＰＡ）」が多く含まれているからです。

ＥＰＡは、多価不飽和脂肪酸のなかの「オメガ3」の代表格であり、おもにイワシ、サバ、アジなどの魚の油に含まれています。また、アマニ油やしそ油といったαリノレン酸を含む食品をとると、体内でＥＰＡに変わります。

ＥＰＡは、心血管病を予防するのに非常に有効であることがわかっています。**ＥＰＡを効率よく摂取するためには生で食べるのが効果的ですが、加熱して調理するときは、なるべくＥＰＡが失われないようにします。**焼き魚は小麦粉を表面にまぶして油がより多く残るようにしたり、煮魚は薄味で水を少なめにして、煮汁は飲むようにしたりするなど、工夫してください。もちろん、季節ごとに油がのった旬の魚も、多くのＥＰＡを含んでいます。

心筋梗塞が非常に少ないイヌイットの食の秘密

以前から心筋梗塞の死亡率が高かった欧米では、心血管病の多い国と少ない国のライフスタイル、特に食生活の違いについて、長年にわたり疫学的な研究、調査を行ってきました。世界で最初に注目を集めたのは、1957年に米国ミネソタ大学で始まった「Seven Countries Study（世界7カ国共同研究）」です。

そこで米国や北欧と比べて、日本や地中海で心筋梗塞の死亡率が低いことがわかり、日本食や地中海食に多く含まれる不飽和脂肪酸が注目されました(53)。

そして1971年、デンマークのダイアベルグ氏とバング氏が、**凍ったアザラシの生肉を食べているデンマーク自治領グリーンランドのイヌイット**を調査し、魚に蓄えられたEPAやDHAなどの「オメガ3」が心筋梗塞を予防することを突き止めたのです(54)。

この研究内容は非常に重要ですので、もう少し詳しく解説しましょう。

イヌイットは野菜をほとんどとらず、おもにアザラシの肉を主食としていました。いっぽうで、デンマークの白人は牛や豚、羊などの肉食です。

デンマークの白人とグリーンランドのイヌイットの食生活を比較すると、食事のなかでとる脂肪分は、どちらも40％くらいでしたが、**イヌイットのほうが、デンマークの白人よりも心筋梗塞などの心臓病で亡くなる人が非常に少なかったのです。**実際の研究結果では、心臓病の死亡率がデンマークの白人が約34・7％なのに対し、イヌイットはわずか5・3％。同じ量の脂肪をとっているのに、なぜこんなに死亡率に差がつくのか……それが、ＥＰＡ研究のはじまりでした。

よく見ると、肉食であるデンマーク人は、おもに牛肉や豚肉ばかり食べています。いっぽうで、牛や豚のいない北極圏に住んでいるイヌイットは、魚やアザラシなどから脂肪を摂取しています。「脂肪の量は同じでも、中身が違うのではないか」と考えられ、注目されるようになりました。

やがて調査が進み、イヌイットの血液を採取して研究を重ねた結果、イヌイットの血液中に含まれるＥＰＡが、デンマークの白人と比べ、きわめて多いことが判明し、心筋梗塞とＥＰＡの関係がクローズアップされました。イヌイットがとっていたＥＰＡは、アザラシが主食とした青魚に由来していたのです。その後、40年以上にわたる研究の末に、現在ではその効用が広く認められ、心血管病を予防するために、非常に役に立つ成分であることがわかりました。

昔の日本人はよく魚を食べていました。１９５０年代にはＥＰＡをたくさん摂取していたわけです。それが食の欧米化が進み、だんだん魚を食べなくなるとともに、ＥＰＡの摂取量も減ってきました。すると、その量に反比例して、心筋梗塞と脳梗塞の患者さんが激増していったのです。

この歴然とした結果から、**「ＥＰＡを減らすと血管が詰まる病気になりやすい」**ということが、日本でも認識されるようになりました。

実際に、１９９０年から約11年間の厚生労働省研究班による調査で、魚を週に８食イヌイットと白人を比較した研究で…

EPAが心臓病による死亡率を低下させる

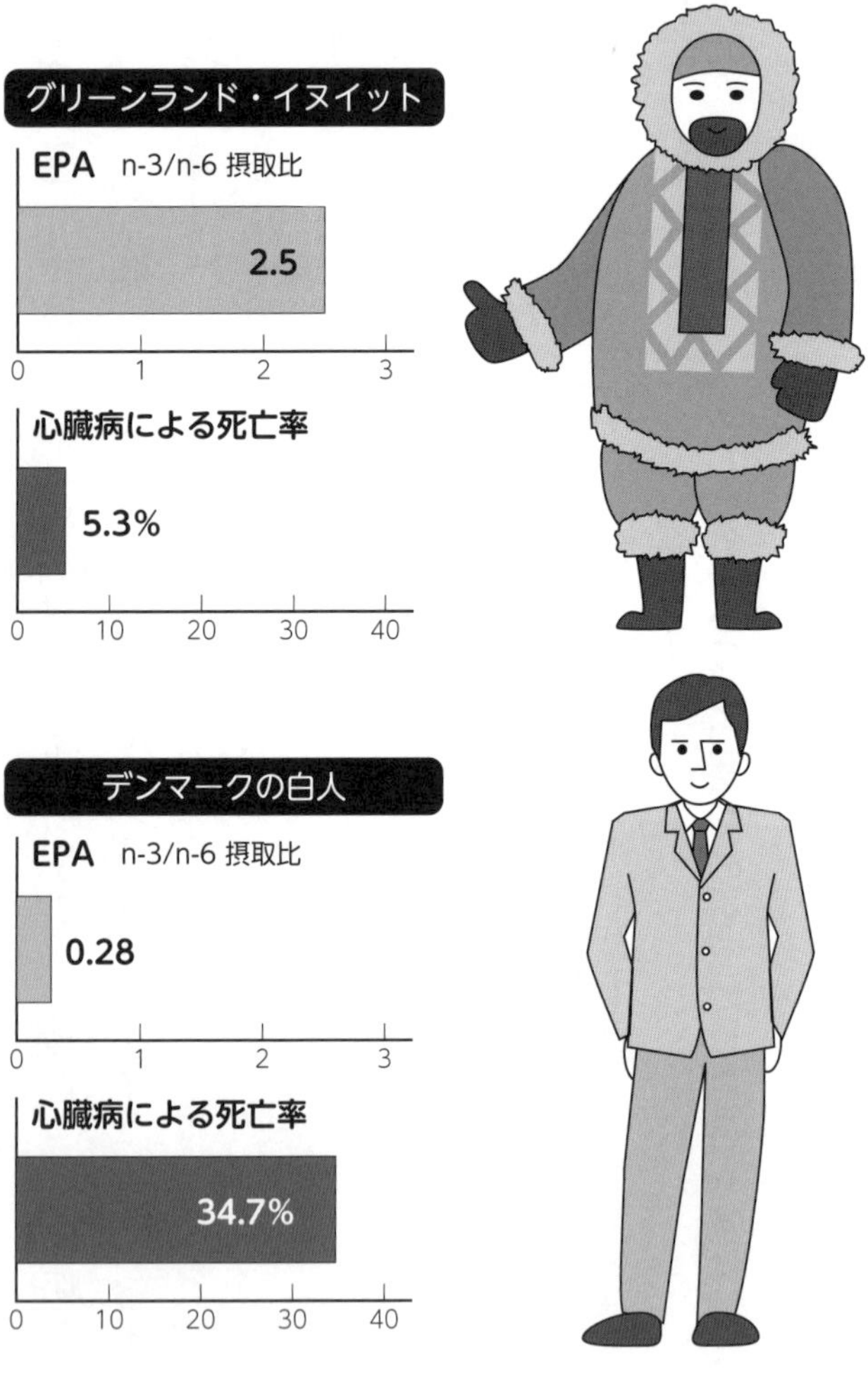

食べる人は、1食しか食べない人と比べて心筋梗塞を発症する危険性が60％も低いことがわかりました。

毎日「サバ缶」は要注意! 正しい魚のとり方

ＥＰＡは脂質のなかでも、特に中性脂肪の値を下げてくれます。そして、動脈硬化を安定化させ、血圧を下げ、ほどよく血液をサラサラにしてくれる効果があります。これらの知見は、ＥＰＡを有効成分とするクスリによって導かれたデータをもとに、より明らかになっています。

日本の大規模な臨床研究では、コレステロールのクスリであるスタチンを服用している患者さんに、ＥＰＡ製剤を1日１８００mg追加すると、虚血性心疾患の発症リスクが約53％も減少することが示されています(55)。

しかし、この3世代くらいの間に、日本人の食の嗜好性は一変しました。

日本人がカラダに悪い脂肪を多く摂取するようになったのは、1960年頃からです。肉をたくさん食べるようになり、脂に含まれるアラキドン酸（オメガ6脂肪酸）の摂取が増えるいっぽうで、魚を食べる量は何十年も減ったままなので、EPAは全然増えていません。

『日本人の食事摂取基準（2020年版）』（厚生労働省）では、EPAを含むオメガ3の1日の摂取量は、50～64歳で男性2・2g、女性1・9gが目安です。このためEPAは、**1日1・5gくらい**を目標に摂取するとよいでしょう。

これは、ちょうど**サバ缶ひとつに含まれる量**と同じです。

もちろん、サバである必要はありません。じつは、**EPAをいちばん多く含む食材のひとつが、マグロ、特に大トロです。**刺身にして、だいたい5切れ分くらいを食べてください。

1種類の缶詰ばかりを食べるのは、やめたほうがいいと思います。魚の食物連鎖という点から見れば、海を泳ぐ魚には水銀をはじめとする有害物質が取り込まれている可能性もあり、そればかりを過剰にとると健康に悪い成分もカラダに入ってきます。食品はクスリではありません。特に妊婦さんは要注意。お腹の赤ちゃんに影響を与える危険性もあり、ほどほどにして、他の食材とバランスをとってください。

また、最近のスイスの研究者らが行った研究では、EPAなどの**「オメガ3」を食事以外から1年以上にわたり過剰にとり過ぎると、心房細動という不整脈を発症する危険性が高まる恐れが示されています。**いくらカラダにいいといっても、やはり油ですから、適量を心がけることが大切です。

水産物などに含まれるEPAおよびDHA

EPA（エイコサペンタエン酸）

クジラ　本皮（生）	4,300
サバ類　開き干し（生）	2,200
クジラ　うねす（生）	2,200
シロサケ　すじこ	2,100
サンマ　皮なし（刺身）	1,500
クロマグロ　脂身（生）	1,400
ブリ　成魚（生）	940
ウナギ（かば焼き）	750
サンマ　皮つき（焼き）	560
カツオ　秋どり（生）	400

DHA（ドコサヘキサエン酸）

クジラ　本皮（生）	3,400
クロマグロ　脂身（生）	3,200
サバ類　開き干し（生）	3,100
サンマ　皮なし（刺身）	2,800
シロサケ　すじこ	2,400
クジラ　うねす（生）	1,800
ブリ　成魚（生）	1,700
ウナギ（かば焼き）	1,300
サンマ　皮つき（焼き）	1,200
カツオ　秋どり（生）	970

単位：mg（可食部100g当たり）文部科学省『日本食品標準成分表2015年版（七訂）脂肪酸成分表』より改変

ドコサヘキサエン酸（DHA）という成分もよく知られています。EPAとペアで語られることも多いですね。

EPAが心臓や血管にいいことはわかっていますが、意外とDHA単独の詳しいことはわかっておらず、脳や神経の発達に重要な役割を果たし、認知症の悪化を予防できる可能性などが示されています。

ですから、効果については**「EPAは心臓や血管」、「DHAは脳や神経」**というイメージをもっていればいいと思います。

米国ではEPA＋DHAが総死亡や心血管病の死亡リスクを低下したとする研究結果もあるので、EPAやDHAを含む魚の摂取が多いことは、狭心症や心筋梗塞を発症するリスクを抑えることが期待できます（56 57）。

いずれにせよ、**EPAもDHAも、体内では生成できない必須脂肪酸**ですから、分けて考えず、しっかり魚を食べ続ける食生活を心がけてください。

マーガリンで問題の「トランス脂肪酸」の真相

「マーガリンはカラダに悪い」という話は、以前から言われてきました。バターとマーガリン、いったいどちらがカラダに悪いのでしょうか。

バターは乳脂肪分が80％以上で、牛乳からクリームを分離してつくります。マーガリンは油脂含有率80％以上で、植物油脂を使ってつくります。油脂80％未満のマーガリンをファットスプレッドといいます。

つまり、**乳脂肪でつくるのがバター、植物性油脂でつくるのがマーガリン**ということで、見た目は似ていますが成分はまったく異なります。

マーガリンで問題となるのは、トランス脂肪酸です。

トランス脂肪酸は、ＬＤＬ（悪玉）コレステロール値を上昇させ、ＨＤＬ（善玉）コレステロール値を低下させます(58)。牛肉や羊、牛乳などの天然由来のものと、人工的につくられたマーガリンやショートニング、これらを使った揚げ物や菓子、植物油を生成したサラダ油などに含まれるものがあります。

天然由来と人工的につくられた**トランス脂肪酸の違いは、はっきりわかっていません。ただし、米国ではトランス脂肪酸の摂取により総死亡および心血管疾患の死亡リスクが上昇することが研究されており**(59)、**日本の研究では、狭心症や心筋梗塞、認知症のリスクの上昇が示されています**(60 61)。

農林水産省によると、われわれ日本人のトランス脂肪酸の推定摂取量は、1人1日あたり平均で0・92〜0・96gとされ、日本人の平均総エネルギー摂取量の0・44〜0・47%と考えられています。

いっぽう、WHO(世界保健機関)が推奨するトランス脂肪酸の上限は1・0%ですので、われわれ日本人の摂取量は半分くらいで、意外と少ないことがわかります。食品のなかでは油脂類、菓子類、ついで調味料、香辛料類が多く、これらのとり過ぎに気をつけておけば大丈夫です。**お菓子好きの人は気をつけてください。**

バターVS.マーガリンのリアルな答え

さて、そろそろ決着をつけましょう。

バターは飽和脂肪酸、マーガリンはトランス脂肪酸です。どちらの脂肪酸も悪玉コレステロールを上昇させ、善玉コレステロールを低下させてしまいます。では、マーガリンをバターに変えるとどうなるか？　飽和脂肪酸の摂取量が増えてしまいます。そこで、トランス脂肪酸が増えるのと、飽和脂肪酸が増えるのは、どちらがカラダに悪いのかを考えなければなりません。

飽和脂肪酸とトランス脂肪酸、それぞれについて血中コレステロールに与える影響を調べた調査によると、どちらも血液中のコレステロールに悪影響を及ぼしますが、**飽和脂肪酸よりもトランス脂肪酸がさらに悪玉を増やします。**

しかし、**食べている量が問題です。**トランス脂肪酸の摂取量は総エネルギーの約0・

5％、飽和脂肪酸は8・2％とされており、特に飽和脂肪酸は『日本人の食事摂取基準（2020年版）』が定める摂取量の上限である7％を大きく超えています。つまり、平均的な日本人にとっては、現実的にトランス脂肪酸よりも、むしろ飽和脂肪酸のほうが問題となってしまうのです。

農林水産省によると、前述のとおり**日本人の1日の摂取量はトランス脂肪酸約0・9g、飽和脂肪酸約16gです。**一般に、トランス脂肪酸3gと飽和脂肪酸7gの摂取量が、同程度に悪玉コレステロールを上げるので、トランス脂肪酸を1g減らすのと飽和脂肪酸を2・3g減らすのが、効果として同程度です。

こうやって考えると、トランス脂肪酸0・9gの摂取を日々の生活でこれ以上減らすことは現実的に可能でしょうか？　摂取量1gに満たないのですから、1g減らすことはとてもできません。いっぽう、同等の効果が期待できる飽和脂肪酸の約2g減少は十分にできそうです。

バター100gに含まれる飽和脂肪酸は約50g、マーガリン100gに含まれる

トランス脂肪酸は5～10g。同じ量のバターやマーガリンをパンにつけるとすれば、バターの方がコレステロールを上げてしまうのです。

マーガリンはトランス脂肪酸を含み、しばしば「カラダに悪い」とされますが、悪玉コレステロールに関しては、バターだから大丈夫ということでもないようです。**現実的な摂取量では飽和脂肪酸に注意、同じ量を食べるならトランス脂肪酸に注意です**（62 63）。

パンや菓子、ケーキなどには、バターやマーガリンが多く含まれています。2つを分けて考えるのではなく、これら心臓の敵となる脂肪をとり過ぎないように注意してください。

気をつけたい「甘くない糖分」

次は、糖尿病を防ぐための、血糖値を上げない食事について考えましょう。

そのためのキーワードは**「甘くない糖分に気をつける」**です。

「甘くない糖分」とは、言いかえれば**「白い炭水化物」**。ご飯、食パン、パスタ、うどんなどの主成分です。これら「甘くない糖分＝炭水化物」を多く含む食材は、私たちの血糖値を上昇させ、心臓にとって徐々に効いてくるパンチ、ラーメンライスなどは、ダブルパンチです。

大事なのは、これら**「白い炭水化物」を「茶色い炭水化物」に替えること**。つまり、白米は玄米や雑穀に、食パンは全粒粉のパンに、うどんは蕎麦にチェンジする。もみ殻（繊維質）ごと口にすれば、血糖値を非常にゆっくり吸収することになり、糖質の過吸収を予防できるからです。

完全な糖質フリーはかえってカラダに毒ですが、よく食べて満腹感を得られても、血糖値が上がりにくいという事実は、ぜひ知っておくべきです。

いっぽうで、ご飯（白米）はどうでしょう。私も小さい頃は「ご飯粒は残さず食べなさい」と言われて育ちました。しかし、いまになって、その数値を知ると驚きます。

たとえば、**お茶碗1杯分の白米は、糖質37gを含んでいます。**

まさに、「甘くない糖分」という表現がピッタリ。あれだけ肉を食べてもほぼゼロなのに、1杯食べるだけでこんなに糖分をとることになるのです。

米国の研究では、白米の摂取量と心血管疾患の発症とは関連が示されておらず(64)、日本でも、米飯と心血管疾患の死亡との明らかな関連は認められていません(65)。だからと言って、食べ過ぎには注意です。

「これは甘い」と感じる食べ物は「もう、やめておこう」となるけれど、甘くなければ、ついつい食べ過ぎてしまう……そこに注意が必要です。

人工甘味料「糖質ゼロ」が糖尿病を招く

砂糖を使わない**人工甘味料**は、血糖値が上がりません(66)。

ということは、糖尿病になりにくそうですし、ダイエット効果なども期待できるので、カラダにとてもよさそうな印象があります。

ところが、人工甘味料をとったグループととらなかったグループを比較した研究では、前者のほうが糖尿病の発症率が高かったという衝撃的な結果が示されています(67)。

正常の場合、糖分をとると脳は「甘い」と感じ、血糖値が上がり、次に血糖値を下げるインスリンが分泌されて血糖値が下がります。ところが、人工甘味料は「甘い」と感じても血糖値が上がらず、脳が混乱してしまい、お腹がすいた状態が続いてしまう。このため、かえって食欲が増えて、長期的には糖尿病の患者さんが増えてしまう可能性があるというわけです。

たしかに、身のまわりの人を見ると、ゼロカロリーのジュースをゴクゴク飲んでいるのは、意外と太っている人が多いかもしれません。

人工甘味料を使った「ゼロカロリー飲料」も、飲み過ぎには注意が必要です。

心臓に効く食べ物をいただく

「糖質（炭水化物）」「脂質」「タンパク質」に「ビタミン」と「ミネラル」を加えた

五大栄養素こそが、人間が生きていくうえで必要なエネルギー源です。

心臓力を上げるためには、それらをバランスよくとることが重要。理想的には、糖質が50～65％、脂質20～30％、タンパク質13～20％です。

近年では、**減塩に力を入れた日本食が理想的な献立**とされています。主食を玄米飯として、主菜、副菜のバランスがとれていることが基本です。特に食物繊維を多く含む食材、なかでも豆類などは心臓にとって頼もしい味方です。

食物繊維は、動脈硬化の元凶となる悪玉コレステロールを吸着して体外に排泄したり、血糖の吸収を穏やかにして、心筋梗塞や脳卒中を防いでくれます。さらに、満腹感を促し、食事療法を成功させたり、便通を整え、大腸ガンの予防効果なども示されています。

豆類のほかにも、ブロッコリーやニンジン、ほうれん草などの野菜、リンゴ、バナナ、オレンジといった果物に豊富に含まれています。

また、緑黄色野菜は、βカロテンが豊富で、抗酸化作用があり、心臓や血管が錆びついて老化するのを防ぐ強い働きがあります。

海外も含めた食物繊維摂取の研究では、総死亡、心血管疾患の死亡、心血管疾患の発症、狭心症、心筋梗塞の発症、脳卒中発症のリスク低下が認められています(68 69 70 71)。

そのほかに、炭水化物が多いイモ類、特にジャガイモの摂取に関する研究では、心血管疾患の発症との関連は認められていません(72)。蕎麦の摂取に関する研究もあり、血糖値や総コレステロール、中性脂肪を低下させる効果が示されています(73)。

1日5皿の野菜をとる〜5サービングのススメ

野菜、果物は、欧米を中心とした研究によると総死亡、心血管疾患の死亡、狭心症や心筋梗塞の発症、脳卒中の発症、糖尿病の発症リスクを低下させます(74 75)。野菜や果物には食物繊維だけでなく、血圧を下げる働きがあるカリウムも多く含まれるため、このような降圧効果もいい結果につながる一因と思われます。

いっぽう、果物はとり過ぎると中性脂肪や尿酸が上がることがあるので注意すること、野菜を漬物にするときは塩分に気をつけること、缶詰の果物は総死亡や心血管死亡が増加する研究結果があるので、新鮮な果物を食べるようにすることなどがポイントです(76)。

『食事バランスガイド』(農林水産省)では、**野菜の1日の目標摂取量が350g、果物は200gを推奨しています。** 実際にはスーパーで測って購入するわけではありませんから、350gがどれくらいの野菜の量になるのかを知る必要があります。

そこで野菜の摂取量が簡単にわかる方法を解説しましょう。

「サービング」という考え方があります。普段使っている皿の大きさと皿の枚数で測る方法で、大皿に盛られた野菜は2サービング、小鉢は1サービングと数え、1日に5皿、5サービングの野菜を食べると、おおよそ350gとなります。この食べ方は、1991年に米国で**「1日に5皿の野菜を食べよう」**「5 A DAY(ファイブ・ア・デイ)」として始まり、いまや世界中に広まっています。

大皿の野菜炒め(2サービング)+きんぴらごぼう(1サービング)+ホウレン

ソウのおひたし（1サービング）＋野菜サラダ（1サービング）で5サービング、野菜350gになるわけです。

果物の100gは、みかん1個、バナナ1本、リンゴ半分、ナシ半分が目安です。たとえばみかん1個にリンゴ半分で1日200gになります。

今後、スーパーで野菜や果物が何gなのかが記載されるようになるといいですね。

塩分を減らす、頭のいいひと工夫

毎日の食事から塩分を減らしていくことは、心臓力を維持するためにも、「100年寿命」を全うするためにも、絶対に欠かすことができません。でも、いきなり「今日から減らせ」といわれても難しいですね。

そういう方のために、すぐに実践できる具体的な減塩ノウハウを紹介しましょう。

まず、献立がひとつの味だけにかたよらないようにします。たとえば、**1品は味の**

濃いものにして、ほかは薄味にするといった工夫です。

「塩味の代わり」を使って減塩料理をおいしくするポイントは次の5つ。

①香辛料の活用……唐辛子やニンニク、ねぎなどを用いて、少し辛めにつくること。減塩がわかりにくくなります。

②酸味の活用……レモンやゆず、酢を使い、料理によってはトマトなども味が濃くつくれます。

③香ばしさの活用……揚げたてや焼きたてで食べると、風味を味わうことができます。

④うま味の活用……酢や昆布、かつお節、干しシイタケのもどし汁のほか、魚介類、肉から出るスープなどの「だし」を利かせて調理すると、塩分を減らすことができます。しそ、みょうが、三つ葉、ゆずといった香りや、コショウ、カレー粉などの香辛料も味つけに活用すれば、さらに効果的です。

⑤塩分と甘味を一緒に減らす……減塩料理をつくる際、塩分だけを減らすと、塩味だけが足りなく感じてしまうので、塩分と甘味をともに減らして、全体を薄味にすると減塩の物足りなさがわかりにくくなります。

油を使うと満腹感は得られますが、脂質のとり過ぎになるので、注意してください。また、調理するうえでは、温度や歯ごたえも重要です。かたいものとやわらかいものをバランスよく取り入れると、減塩による物足りなさがカバーされ、満足度が高まります。

食べ方だけでカラダが変わる

カラダにいい食事をするために必要なことは、食材や調理法だけではありません。その食べ方にひと工夫すれば、よりよい食生活が送れるのです。

まず、規則正しく食べること。なぜなら、朝、昼を抜き、回数を減らして強い空腹となってから食事をとると、血糖値がスパイク状に急激に上昇するからです。これを**「血糖値スパイク」**といいます。血糖値スパイクは心臓や血管を激しく傷つけ、非常に危険です。血糖値スパイクを疑うサインは、食後のだるさや眠気です。たとえ糖尿病と診断されていなくても、これらの症状がある人は、注意してください。

間食は、菓子などの嗜好品を控え、牛乳や果物などにします。夜9時以降、寝る前3時間以内の夜食は、やめましょう。

汁物や漬け物の量と回数を減らすのも、減塩のために効果的です。たとえ塩分を控えめにした薄味の食べ物でも、たくさん食べれば摂取量は増えてしまいます。「濃い味は少なく」が原則です。

食卓に出たものを全部食べてしまうのではなく、**濃い・薄いの味覚をちゃんと意識して、上手に摂取しましょう。**たとえば、麺類の汁を飲み干さない。刺身のしょう油や、とんかつのソースなどは、かけて食べるより、つけて食べることで食塩摂取量を減らすことができます。

健康のためには「腹八分目」といわれますが、われわれ凡人にはなかなか八分目で止めることはできません。毎度の食事をお腹いっぱい食べても、なお健康に過ごすことができれば、とてもハッピーなのですが……。満腹感と健康を両立させてハッピーになる方法はないものか？　大丈夫、ちゃんとあります！

そのエッセンスは、少ない量で満足できるようにすること。

参考にするのは、高級レストランのフルコースメニューです。

最初にサラダ、続いてスープ。次に肉や魚、最後にご飯、麺、パン。これは、食べる順番が重要で、それが入れ替わると、同じものを食べてもより太りやすくなってしまいます。まさに、**「食べる順番ダイエット」**。

食べる順番には意味があります。まず野菜を先に食べる。食物繊維を取り込んでおくと、糖分の吸収を緩やかにできます。次にスープを飲む。お腹の中で先に食べた野菜が膨らみ、より満腹感が得られます。

続いて肉や魚といったタンパク質。タンパク質は筋肉のもとになるので、しっかり食べてください。血糖値もほとんど上がりません。そして、最後にご飯、麺、パンといった炭水化物をいままでの半分ぐらいの量で食べるのです。

最後に炭水化物をとることで、血糖値の吸収が緩やかとなり、血糖値スパイクも防ぐことができます。

高齢の方は、筋肉のもととなるタンパク質をしっかりとることが重要です。

もともと小食の方は、野菜から先に食べてしまうと肉や魚までたどり着けないことがあるので、そのような場合は野菜からではなく、肉や魚から先に食べても大丈夫です。ご飯、麺、パンといった炭水化物を食事の後半にとることがポイントです。

心臓力をアップするために、ぜひ習慣として取り入れてください。


心臓力を高めるためには、肥満は大きなハードルです。改善するためにもダイエットは必須ですが、もちろん簡単ではありません。

米国コーネル大学のブライアン・ウォンシンク氏の研究では、お皿のサイズを30㎝から25㎝に小さくしただけで、摂取カロリーが自然と22％も低下したことが報告され、**「プレート・ダイエット」**として注目されています(77)。

これは**「デルブーフ錯視」**という現象で、2つの同じ大きさの料理の円を描き、片方には外側に大きな皿の円、もう片方には外側に小さな皿の円を描くと、料理の円の大きさが異なって見える錯覚です。

こうすると、たしかに**皿が小さいほうが、料理が多く見えます。**

「お皿を小さくすることで食事の量が増えたように感じ、満足感が得られるばかりか、**夕食で800キロカロリーを摂取する人が、カロリーを20％減らすと、1年間で体重を5kgも落とすことができる**」ということです。

お皿だけではありません。スプーンも小さくすると、摂取カロリーをさらに減らすことができます。

「記録するだけダイエット」も有効です。

プレート・ダイエット

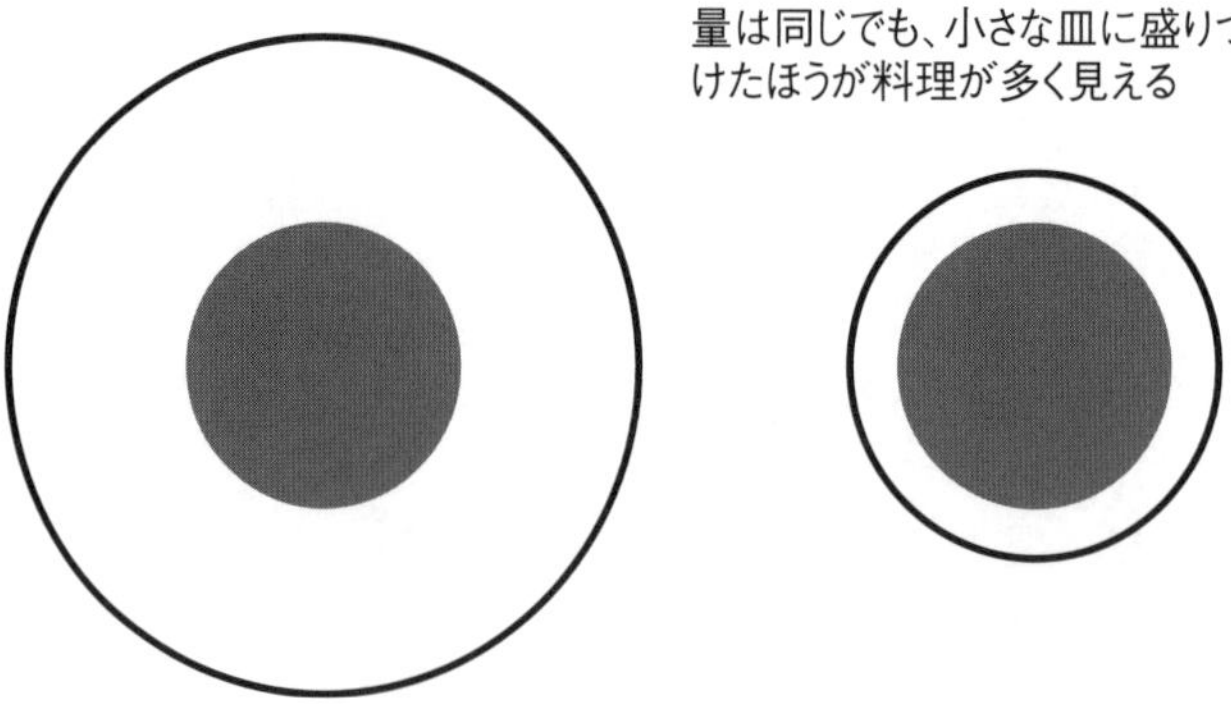

量は同じでも、小さな皿に盛りつけたほうが料理が多く見える

しばしば大島医院の診療で、「ただ毎日、体重計にのって測るだけでけっこうです」と説明します。ほかに何もしなくていいのです。ただ記録するだけ。すると、多くの人が1カ月後には体重が減り、なんと血液検査の結果まで改善しています。

このように、いままでの日常に、少し変化をつけるきっかけを与えるだけで、無意識のうちに行動が変化し、いい効果が得られることにつながります。重要なのは「行動変容」。今までと何かをチェンジすることが大切です。

なかなか体重が減らないと悩んでいる人は、少しお皿を小さくして、毎日体重計にのってみてはいかがでしょうか。

外食で健康的に食事する方法

心臓を強くする、健康なカラダにしたい……そのためには、いろいろ努力や気遣いが必要です。しかし、たまには外食もしたい。当然です。

しかし、外食の問題点は、**塩分や脂質、糖質の摂取量が多くなり、食物繊維やビ**

タミン、ミネラルが少なくなること。
でも、ちょっとした工夫でその問題はクリアできそうです。

最初は、メニューで工夫しましょう。単品より主食、主菜、副菜の揃った定食スタイルのほうが、栄養をバランスよくとれるのでおすすめです。主食どうしの組み合わせ、たとえば麺類とご飯ものといったセットメニューはいただけません。肉や魚などのタンパク質が中心のセットならば、別に副菜を追加してください。

1日の合計エネルギーが同じでも、1食に集中して食事をとるのはやめましょう。3食がほぼ均等になるよう心がけ、**「揚げ物を続けない」「外食で不足した栄養素は家で補う」「同じメニューばかりにかたよらない」**など、まずは1日のバランスを考え、それに慣れたら、次に1週間のバランスを考えるようにしてください。

ファストフードは、摂取するエネルギーに対して多くの脂質が含まれているので、特に注意が必要です。最近、ファミリーレストランでは、エネルギー量（カロリー）

や塩分、脂質などが表示されているメニューも多くなったので、参考にしましょう。

ライフステージで変える食事〜妊娠・胎児から成人期

1日、そして1週間と、バランスのよい食生活のサイクルを考えていくと、やがて人生における食事の役割にまで考えが及びます。ライフステージを意識した食事は、「100年寿命」の時代に不可欠です。

まず、妊婦や胎児。妊娠前期は、つわりなどでしっかり食べることができません。しかし、この時期に胎児が栄養不足になることはほとんどなく、自分が食べられるものを少しずつ食べるようにすれば問題ありません。

妊婦のエネルギー所要量は通常より高めですが、食べ過ぎによる肥満は妊娠高血圧や糖尿病の原因になってしまうので要注意。**妊婦や授乳婦は、特にタンパク質、カルシウム、カリウム、ビタミンB・D、葉酸、鉄などが必要**なので、しっかりとってください。

乳児は体重の約75％が水分で、成人より脱水症になりやすく、水分補給が大切です。妊婦や乳児の食事については、各自治体の保健所でも指導してくれます。

成長期の小児や青少年は筋肉や内臓が発育する時期なので、一生のうちで最もタンパク質が必要です。また、乳製品もこのステージの重要な栄養源。そして、この時期は成人と比べ発汗が多く、よりいっそう水分を補給しなければなりません。

近年は、偏食や不規則な食事、運動不足などから、小児の肥満、骨折、虫歯、女子の貧血などが多く見られるようになりました。**子どものときの食生活は、その人間の一生の健康に大きく影響する**ので、保護者は真剣に考えてあげてください。

カラダの成長は20歳前後でほぼ完了します。成人ステージでは、エネルギー量を過不足なくとれる、バランスのよい食事が大切です。この時期にバランスの悪い食事をして、摂取エネルギーが過剰になると、肥満を招いて生活習慣病の第1歩がはじまります。**成人期の食事のコツは、「量より質」**です。良質なタンパク質、ビタミン、ミネラルを含む食品、特に緑黄色野菜の積極的な摂取が、生活習慣病の予防に役立ちます。塩分のとり過ぎにも、この時期から注意してください。

バランスのよい適正なエネルギー摂取はもちろんですが、20～30代のうちに運動習慣を身につけておくと、100年寿命を生き抜くために不可欠な心臓力をますますアップさせることができます。

ライフステージで変える食事～50歳以上

女性は50歳前後に閉経します。閉経によって女性ホルモンのエストロゲン分泌が急速に低下すると、いわゆる更年期のステージに突入します。

エストロゲンが低下すると、骨からカルシウムが溶け出し、徐々に骨がもろくなって骨粗鬆症《こつそしょうしょう》になってしまいます。骨粗鬆症は、将来、骨折によるフレイルや、寝たきりの原因となってしまうため、この更年期ステージからの食生活を注意しなければなりません。

骨粗鬆症にならないためには、カルシウムやビタミンDを意識的に摂取すること。

『日本人の食事摂取基準（2020年版）』（厚生労働省）によると、カルシウムは食品として男性700～800mg／日、女性650mg／日、ビタミンDは8・5μg／日を摂取することが推奨されています。

『令和元年 国民健康・栄養調査』（厚生労働省）では、日本人のカルシウム平均摂取量は、男性は20歳以上で503mg、65～74歳で558mg、75歳以上で561mg、女性は20歳以上で494mg、65～74歳で567mg、75歳以上で525mgと不足しています。カルシウムは、**魚介類、藻類、乳類、豆類、種実《しゅじつ》類、野菜類**に多く含まれますが、効率的に摂取するには牛乳やチーズ、ヨーグルトといった乳製品がおすすめです。

ビタミンDの平均摂取量も6・9μg／日で足りません。きのこや魚介類からしっかりとりましょう。サプリメントによる過剰な摂取は腎機能を悪くすることがあり、腎臓結石、尿管結石、前立腺がん、鉄分の吸収障害、便秘などが起こってしまう危険性もあります。とり過ぎには注意してください。

ビタミンDは日照によって皮膚で産生量を増やすことができます。適度な運動は、筋肉や骨を強くするために重要です。**日光にあたる機会が少ないと感じている人は、昼間、外に出て運動してください。**

また、閉経期はカラダの代謝バランスが大きく変化するため、動悸、めまい、のぼせ、吐き気といった**更年期障害**があらわれます。近年は、男性の更年期障害も問題視されるようになっています。加齢による身体機能の低下により、体調不良が続く人も多いようです。

予防のためには、**ビタミンやミネラルを豊富に含む食品を積極的にとり**、適度な運動で心身ともにリフレッシュすることを心がけましょう。症状が重い場合は、医師に相談してください。

サプリメントの効果については、心筋梗塞や頸動脈の動脈硬化、血圧や脂質異常に効果があったとする報告と、効果がないとする報告と両方あり、一定の見解は得られていません(78 79)。**サプリメントのリスク**については、次の研究報告があります。

ビタミンDとカルシウムを併用すると脳卒中のリスクが上昇、ビタミンEによる心不全、ビタミンCによる閉経後の糖尿病がある人の心血管疾患の死亡リスク上昇、ビタミンEとビタミンCの併用による狭心症や心筋梗塞の既往がある閉経後の総死亡リスクの上昇、ビタミンEによる出血性脳卒中のリスク上昇など、意外と危険な多くの研究結果が報告されています(80 81 82 83 84 85)。『動脈硬化性疾患予防ガイドライン2022年版』(日本動脈硬化学会)でも、サプリメントの利用は推奨されておらず、それぞれの栄養が必要なときは、なるべく食品から摂取することをおすすめします。

高齢になると、カラダの機能は低下し、栄養の貯蔵力も低くなってしまいます。この時期のポイントは、減塩を心がけ、ビタミンやミネラルを多く含む食事です。

どうしてもカルシウムの吸収力が低くなり、ビタミンDの合成力も衰えるため、男女を問わず骨が弱り、骨折の危険性が高まります。高齢者の骨折は、「たかが骨折」ではありません。日本人の研究では、**骨折後1年以内に5人に1人、5年以内に2**

人に1人が死亡するという報告があります(86)。高齢になってからは、骨は絶対に折ってはダメ！　なんとしても避けなければなりません。

もちろん死亡率は患者さんの背景によって変わりますが、**「65歳以上の大腿骨骨折の5年生存率は、胃ガンの生存率よりも低い」**という報告もあるのです。

だからこそ、食事の内容が大切です。栄養素としては、**特にタンパク質、カルシウム、ビタミンD、リン**を積極的にとりましょう。

また、老年期には味覚が低下するため、自然と塩味の濃い味つけを好むようになってしまいます。塩分のとり過ぎは、高血圧、さらには動脈硬化の原因となってしまうので、169ページの減塩調理法を活用してください。

骨を強くすると、骨折を予防できるばかりか、腰痛や膝痛も改善し、運動能力はさらに向上。そして、心臓力も強まります。

第6章

「グレーゾーンの心臓」ですべきこと

いまからでも遅くない！ 心臓力を強くするエッセンス

「100年寿命」をハッピーに過ごすために、健康的な「上流生活」を送ることはとても大切です。しかし、中流にさしかかって不安が高まっている人たちも、もちろんいまから心臓力を強くすることは十分に可能です。「自分は心不全のステージCかD」という方も、ぜひ希望をもち、心臓力アップをめざしてください。大丈夫です。

まずは、中流のうちにどうしてもクリアしておきたいポイントを、最大のサイレントキラーである「高血圧」を中心に解説します。

血圧は140／90㎜Hgを超えると「高血圧」と診断します。

しかし、実際には「120／80」を超えて高くなるほど、心筋梗塞や脳卒中、腎臓病、そして死亡リスクが高まります。

日本における脳心血管病死は年間約10万人。その半数が「120／80」を超える「高い血圧」が原因でした(87)。

これらは「予防できたこと」であり、大変残念な結果です。

日本の高血圧患者数は4300万人。 驚くべきは、**そのうち3100万人が「管理不良」という調査結果**です。自分が高血圧であることがわかっていない人が1400万人、わかっていても治療していない人が450万人、治療していても厳格にコントロールできていない人が1250万人です。

では、まず何を意識すればよいのか?

血圧「130/80」を超えてきたら、要注意。高血圧の一歩手前で、「高値血圧」の段階です。つまり、心不全の「ステージA」に突入するところです。そうなったら、まずは上腕式の血圧計を購入し、正しく測定、記録する習慣をつけください。

日本高血圧学会では、従来、降圧薬の服用は「140/90」以上に限定していたのですが、2019年から、脳心血管病のリスクが高いと考えられる場合、生活習慣を

1カ月改善して効果がなければ、同未満でも早めに降圧薬の治療を始めるべきであると、改定しました。

また、**降圧目標は、診察室の血圧で「140／90」から「130／80」に、75歳以上は「150／90」から「140／90」に下がりました。**

すると残念なことに、テレビ番組の解説者が「クスリを服用しなければならない人が数万人も増える」という批判を展開しました。

これは、まったく的はずれな指摘です。正しくは、「血圧を10下げることで、心筋梗塞や脳卒中の新たな患者さんを数万人も予防できる」と言わなければならないのです。

次に、より厳格な血圧管理が必要となる「脳心血管病のリスクが高い人」について解説します。

脳心血管病の既往、心房細動という不整脈がある人は、高リスクと考えます。また、糖尿病や健康診断で尿タンパクを指摘された慢性腎臓病の人も、同じく高リスクに分

しっかり覚えておこう！ 降圧目標

	診察室血圧（mm/Hg）	家庭血圧（mmHg）
75歳未満の成人 脳血管障害患者 （両側頸動脈狭窄や 脳主幹動脈閉塞なし） 冠動脈疾患患者 CKD（慢性腎臓病）患者 （タンパク尿陽性）※1 糖尿病患者 抗血栓薬服用中	<130／80	<125／75
75歳以上の高齢者 ※2 脳血管障害患者 （両側頸動脈狭窄や脳幹動脈閉塞あり、または未評価） CKD（慢性腎臓病）患者 （タンパク尿陽性）※1	<140／90	<135／85

※1 随時尿で 0.15 g/gCr 以上をタンパク尿陽性とする
※2 併存疾患などによって一般に降圧目標が 130/80mmHg 未満とされる場合、75 歳以上でも忍容性があれば個別に判断して 130/80mmHg 未満をめざす

■降圧目標を達成する過程ならびに達成後も過降圧の危険性に注意する。
■過降圧は、到達血圧のレベルだけでなく、降圧幅や降圧速度、個人の病態によっても異なるので、個別に判断する。

日本高血圧学会高血圧治療ガイドライン作成委員会編：「高血圧治療ガイドライン 2019」ライフサイエンス社、P-53、表 3-3 より改変

類します。どちらも、症状がないサイレントキラーです。だからこそ、本人が軽く考えている場合がとても多い。けっして油断してはいけません。

65歳以上、男性、脂質異常症、喫煙者……このうち、ひとつでも該当すれば「中等リスク」、これらが3つ以上当てはまれば「高リスク」と判断します。高リスクの人が血圧「130／80」を超えたときは、注意してください。

かつては、「150を超えたら高血圧！」というのが常識でしたが、いまは「130／80以上は要警戒！」と肝に銘じましょう。

脳卒中になれば、外来通院が難しくなるばかりか、しばしば麻痺で寝たきりとなり、大変な問題となってしまいます。

実際、上の血圧を10、または下の血圧を5下げるだけで、脳卒中は30〜40％、心筋梗塞は20％、心不全は40％、全死亡率は10〜15％もダウンすることができます(88 89 90)。

ちなみに、**私たち日本人全員の血圧をたった「1」下げることに成功するだけで、日本全体で毎年4500人の脳卒中による死亡が減少し、約1万人の発症を防ぐこ**

すぐにわかる！ 血圧とリスクの関係

血圧分類 / リスク層	高血圧 130-139/80-89 mmHg	Ⅰ度高血圧 140-159/90-99 mmHg	Ⅱ度高血圧 160-179/100-109 mmHg	Ⅲ度高血圧 ≧180/≧110 mmHg
リスク第一層 予後影響因子がない	低リスク	低リスク	中等リスク	高リスク
リスク第二層 年齢（65歳以上）、男性、脂質異常症、喫煙のいずれかがある	中等リスク	中等リスク	高リスク	高リスク
リスク第三層 脳心血管病既往、非弁膜症性心房細動、糖尿病、タンパク尿のあるCKDのいずれか、または、リスク第二層の危険因子が3つ以上ある	高リスク	高リスク	高リスク	高リスク

JALS（日本動脈硬化縦断研究）スコアと久山町スコアより得られる絶対リスクを参考に、予後影響因子の組み合わせによる脳心血管病リスク層別化を行った。

層別化で用いられている予後影響因子は、血圧、年齢（65歳以上）、男性、脂質異常症、喫煙、脳心血管病（脳出血、脳梗塞、心筋梗塞）の既往、非弁膜症性心房細動、糖尿病、タンパク尿のあるCKDである。

高血圧はこうして管理する

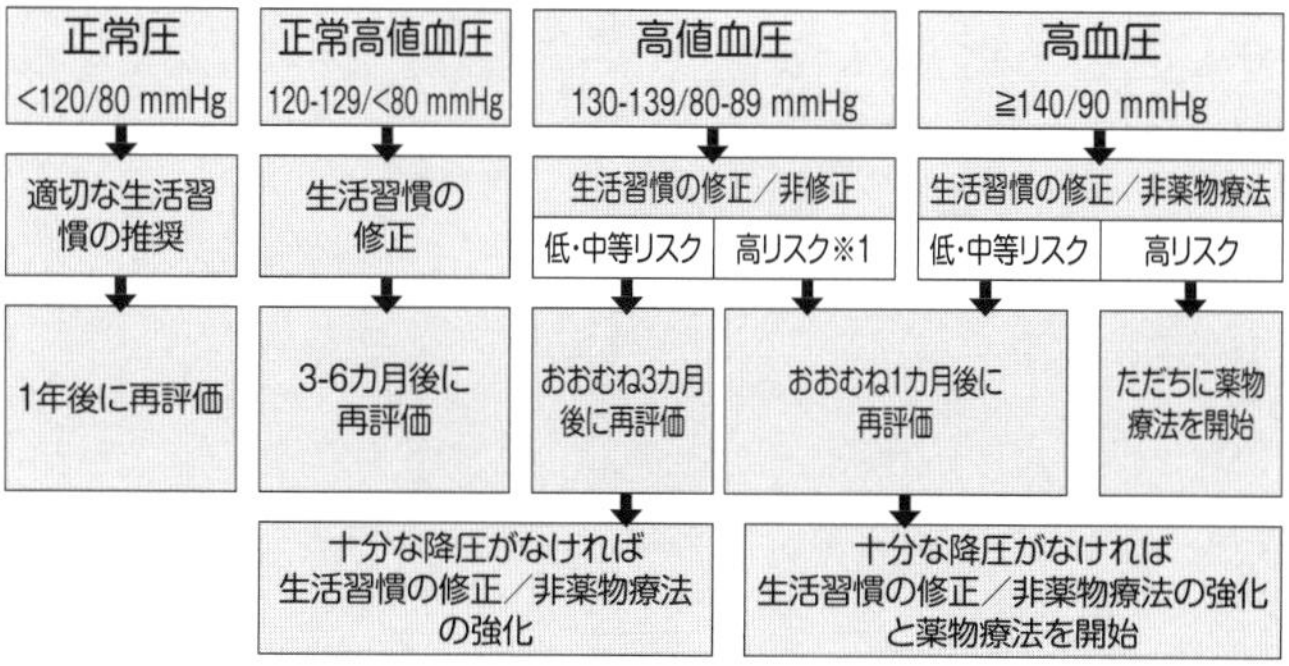

※1　高値血圧レベルでは、後期高齢者（75歳以上）、両側頸動脈狭窄や脳主幹動脈閉塞がある、または未評価の脳血管障害、タンパク尿のないCKD、非弁膜症性心房細動の場合は、高リスクであっても中等リスクと同等に対応する。
その後の経過で症例ごとに薬物療法の必要性を検討する。

日本高血圧学会高血圧治療ガイドライン作成委員会編：「高血圧治療ガイドライン2019」ライフサイエンス社、P-50、表3-2　P-51、図3-1より改変

とができると考えられています。血圧は、1とか2という違いがとても重要なのです。

朝の家庭血圧がいちばん大事！

血圧はいろいろなタイミングで変化するので、大島医院の診療でも、患者さんによく相談されます。

「頭が痛くて測ったら、150もあった」とか「風呂上がりに80だった。下がり過ぎですか？」など、その内容はさまざまです。

血圧は、1日に10万回も鼓動を打つ心臓の拍動の数だけ存在し、常に変動しています。すべての血圧が重要ではありますが、なかでも、「いつ」「どこで」どのような状態で測る血圧がいちばん重要なのかを考えてみましょう。

血圧は、測定するタイミングですべて違った値になります。

このうち、100年寿命を大きく縮める心筋梗塞や脳卒中の発症を予防するために、まず測定していただきたいのが**「家庭血圧」**です(91)。

血圧測定といえば、病院で測る「診察室血圧」がいちばん正確と考える人が多いと思いますが、実際には、診察室で測る血圧よりも「家庭血圧」のほうが信頼性、再現性が高く、心筋梗塞や脳卒中、生命予後(病気の経過が命に与える影響)との関連もしっかり予測できることがわかっています(92)。

ですから大島医院の診療でも、「診察室血圧」と「家庭血圧」が大きく異なる患者さんは、家庭血圧を優先にしています。

「家庭血圧」は、原則、朝と晩に測定します。朝でも晩でも、クスリを服用している人もしていない人も、この測定値が高いと、心筋梗塞や脳卒中のリスクが高まることがわかっています。朝と晩のいずれか、あるいは両方とも高い場合、「家庭血圧にもとづく高血圧」と診断します。

しかし、「1日に何回も測定するのが大変だ」とか、「夜は疲れて測るのを忘れがち」あるいは「夜は日によって大きく数値が異なる」などの意見をよく耳にします。

たしかに、晩の血圧は日々の仕事や家事、入浴や飲酒の影響を受けて、一定になららない場合も多く見受けられます。疲れ果てて帰宅し、そのまま眠りについて測定できないこともあるでしょう。規則的な測定ができなければ、正確な評価もできません。

そのような人たちにも、「これだけは必ず測定してください！」と言っているのが、「朝の家庭血圧」です。

家庭血圧を正しく測定する方法

朝の血圧がいちばん大事。といっても、適当、自由に測定すればよいわけではありません。家庭血圧の測定には決まりがあるので、ぜひ、次のとおりに測って、かかりつけ医に提出してください。

【家庭血圧はどうやって測定すればよいのか】

■朝起床して1時間以内、トイレのあと、朝食前、クスリを服用する前

■背もたれ式のイスに腰かける

■1〜2分間安静にして、上腕で測定開始
■「原則2度」測定し、その平均を求める
■測定した血圧は、すべて記録用紙に記載する
■できれば7日間以上、少なくとも5日間以上の結果を評価する
■朝・晩のいずれか、あるいは両方が135／85㎜Hg以上のとき「家庭血圧にもとづく高血圧」と診断
■家庭血圧の降圧目標は、75歳未満125／75、75歳以上135／85㎜Hg未満

血圧を測る器械にはさまざまなタイプがありますが、手首や時計で測定するものではなく、上腕で測定する血圧計を使ってください。ただし、上腕が太過ぎて測定できない人は、手首血圧計で代用します。

高血圧の人のうち、降圧目標をクリアしているのは全体の約2割と言われています。つまり、多くの人が超えてしまっているのですが、その目標を強く意識して治療すれば、心血管病のリスクはさらに大きく改善できます。

また、朝の家庭血圧の測定は、病院の診療や健康診断ではわからない「仮面高血圧（かくれ高血圧）」のような危険な高血圧も診断することができ、心筋梗塞や脳卒中のリスクを大きく下げることにつながります。

とても重要なので、詳しく後述します。

症状がなくても突然死はやって来る

高血圧を放置すると、心臓が変形して心臓肥大になってしまいます。高血圧によって心臓に負担がかかり続け、心筋がだんだん分厚くなってしまうのです。これを**高血圧性心臓肥大**といいます。心臓肥大は心電図で診断でき、高血圧とともに健康診断でわかります。

心臓肥大は、心不全の「ステージB」に分類します。「B」ですから、症状はありません。そのため、何も感じずに生活している人が多いですし、健康診断で高血圧、心電図で心臓肥大と診断されても、未治療の人をしばしば見かけます。

しかし、たとえ症状がなくても、**心臓肥大になるだけで心筋梗塞や心不全の発症リスクとなるばかりか、死の危険性まで高まります**(93)。症状がないからといってタカをくくっている「患者さん」は、突然死も含めて、みずからの寿命を大きく縮めてしまっているのです。

ですから、この機会に必要な知識を身につけ、実践につなげていただきたいのです。

病院や健康診断で見つからない「かくれ高血圧」

血圧は1日、24時間のなかで常に変動しています。起床時から穏やかに上昇し、日中の活動時は高くなる。そして、夜にかけて下がり、睡眠中は最も低くなります。

これは、交感神経が活発になる日中には脳や臓器に大量の血液を供給し、副交感神経が優位となる夜間は、心拍数が減り、カラダも休むからです。

血圧の異常のなかには、仕事中に血圧が異常に上がる**「職場高血圧」**や、睡眠中にも下がらない**「夜間高血圧、もしくは早朝高血圧」**などがあり、注意が必要です。

それらは診察室や健康診断では発見されにくく、「仮面高血圧」と呼ばれています。別名「かくれ高血圧」。この「かくれ高血圧」は、高血圧がないとされる普通の人の10〜15%、降圧薬で治療中のコントロール良好な高血圧患者さんの10〜20%に存在します(94)。

かくれ高血圧は発見が遅れやすく、高血圧による臓器障害もより進行していることが多いため、とても危険な高血圧と考えられています(95 96)。

早朝・夜間の高血圧に警戒を

仮面高血圧の高リスク群

- ●降圧治療中であるすべての高血圧患者
- ●高値血圧（130-139／80-89 mmHg）
- ●喫煙者
- ●アルコールの多飲者
- ●精神的ストレス（職場、家庭）が多い者
- ●身体活動度が高い者
- ●心拍数の多い者
- ●起立性血圧変動異常者（起立性高血圧、起立性低血圧）
- ●肥満・メタボリックシンドロームや糖尿病を有する患者
- ●臓器障害（特に左室肥大）や心血管疾患の合併例

日本高血圧学会高血圧治療ガイドライン作成委員会編：「高血圧治療ガイドライン 2019」ライフサイエンス社、P-22、表 2-7 より改変

特に「早朝高血圧」を見過ごしてはなりません。

睡眠中に血圧が低下せず、夜中や朝方の血圧が高くなり、心筋梗塞や脳卒中のリスクを高めるてしまうからです。さらに早朝高血圧は、心臓だけでなく、脳や腎臓などすべての脳心血管病リスクと関連しています。診察室血圧で診断した通常の高血圧と比べ、臓器障害が進行しやすく、将来の脳卒中や後期高齢者の要介護リスクを大きく高めてしまうこともわかっています(97)。

夜間高血圧も、また厄介です。正常であれば夜間血圧は昼間と比べて10〜20%低下します。これを**「ディッパー(Dipper)」**といいます。ディップとは、「下がる」とか「沈む」という意味です。

これに対し、夜間の血圧の下がりが0〜10%と少ないタイプを「ノン・ディッパー(Non-Dipper)」、逆に夜間に血圧が上がってしまうタイプを「ライザー(Riser)」といいます。これらも、心臓や脳、腎臓などすべての臓器障害や脳心血管病の死亡リスクを高める危険な高血圧です(99)。

さらに、「ライザー型」の人が睡眠不足になると、脳心血管病リスクは相乗的に増加してしまいます(99)。

血圧だけでなく、脈拍数も重要です。夜間脈拍数の低下が少ない、いわゆる「脈拍ノン・ディッパー」も心臓にとって負担が大きく、**血圧と脈拍が両方ともノン・ディッパーとなれば、心筋梗塞や脳卒中の危険性は最大限に高まります**(100)。

働き盛りの人たちのなかには、夜勤に従事しているシフトワーカーもたくさんいます。おのずと昼間に睡眠をとることになりますが、自律神経が十分に休まらないため、血圧が下がりにくく、ノン・ディッパー型の血圧異常をきたしやすいことがわかっています。

もし、あなたがそういう仕事についているなら、日常生活の過ごし方に注意し、休む前はカフェインを控え、陽の光やテレビ、スマートフォンなどの強い光を避け、しっかりカラダを眠らせるようにしてください。

ゴルファー、ランナー要注意！ 心臓病で命を落とす季節

寒い冬が心臓にとって厳しいシーズンであることはご想像のとおりです。

日本では毎年、15〜20万人が心疾患で命を落としていますが、なかでも、**12月から3月にかけての死亡者数は、6〜9月の約2倍。**冬季に多く、春から徐々に減り、夏は少なく、9月から冬にかけて増加し、このように、明らかな季節変動があることがわかっています。ステージAの段階にいる人たちにとっても、冬は要警戒期間ということです。

屋外でジョギングをしたり、エクササイズをしたりするなど、適度の運動は心臓力アップに効果的です。ただ、冬場では忘れてならないことがあります。

それは、**暖かい屋内から寒空の屋外に出たら、動き始める前にしっかり準備運動をして、徐々にカラダを動かすこと。**

気温の低い場所に行くと、血管は収縮してかたくなり、血圧が上がります。手のひらが白くなるのは、それだけ血流が悪くなっているからです。これが、いわゆる**「ヒートショック現象」**です。そこで、いきなり激しい運動をすれば、血圧はさらに上昇し、心臓に大きな負担をかけてしまいます。

特に用心していただきたいのが、ゴルファーです。

ゴルフは基本的に健康的なスポーツであり、だからこそ中高年にも親しまれていますす。しかし、瞬間的に危ない動作が含まれていることを忘れてはいけません。

まず、スイングのたびに心拍数や血圧は激しく上下します。これをくり返すと、さらに危険な状態になります。また、動きにくいからといって、薄着になるのは体温が下がって余計に危険です。

また、ランナーにも言えますが、突然冷たい空気を吸い込むと全身の血管が縮み、心臓の血管が痙攣《けいれん》すると、狭心症の発作を起こしてしまうこともあります。持病のある人は特に注意が必要です。

息をはずませてグリーンに上がり、無呼吸状態でパッティングに入れば、心臓が酸欠状態になる恐れもあります。スコアがくずれると、いっそう歯を食いしばって力を込めたくなりますが、そういうときこそ、大きな呼吸で1拍おいて、心とカラダのリラックスを忘れずに。

血圧を下げるクスリは何がいいか

血圧を下げるためには、食事や運動療法など、生活習慣の改善が必須ですが、それでもうまく下がらない場合は、クスリを服用しなければなりません。

降圧薬にはさまざまタイプがあります。Ca拮抗薬、ACE阻害薬、ARB、β遮断薬、利尿薬など……世界中でさまざまなクスリが使われています。血圧は下げればいいというだけではなく、どのクスリを使って下げるのか、という点も重要です。

主要な降圧薬は、いずれも心臓肥大を改善させますが、なかでも最も効果のあるクスリは、**ACE阻害薬、ARB、そしてCa拮抗薬**です(101)。

米国で行われた大規模臨床試験の結果から、血圧を１４０㎜Hgと１２０㎜Hgに下げた場合を比較すると、「１２０未満」へ降圧したほうが心臓肥大の発症を防ぎ、そして改善し、さらに心筋梗塞や脳卒中、心不全の発症が25％、総死亡が27％も低下したという結果が示されています(102)。

このように、しっかり血圧を下げると心臓肥大も改善し、心筋梗塞や脳卒中、ひいては死亡まで減少できることが明らかになっているのです(103)。

血圧治療は命を守るための最も効果的な戦略です。上の血圧を5下げるだけで、心不全の発症リスクは24％低下し、加えてＡＣＥ阻害薬やＡＲＢの使用でさらに19％も低下します。

つまり、これだけで心不全のリスクを40％以上もダウンできるのです(104)。要は突然カラダに襲いかかる病も、ちょっと血圧を下げるだけでかなりの危険性を減らすことができるということ。その積み重ねがとても大事なのです。

「クスリはまだいいや」では遅いコレステロール

『令和元年 国民健康・栄養調査』(厚生労働省)によると、**「コレステロール値が高い」と言われるのは、20歳以上の全人口の約2割、特に女性の増加傾向が目立っています。**私たちにとって非常に身近な病気です。

ところが、患者さんに「コレステロールのおクスリを飲みましょう」と言うと、多くの人がイヤがります。何の症状もないこと、人生で初めて長く服用しなければならないクスリになること、同世代に心筋梗塞や脳梗塞で倒れた人がいないこと、あるいはコレステロールを軽く見ていること、などが理由でしょうか。

いっぽう、高血圧だとわかると、大部分の人が自分からクスリを欲しがります。なんとなく、脳の血管が切れて倒れてしまいそうな、危ないイメージが浸透しているからでしょう。

ここは大事なポイントです。

もう一度、49ページの図【上流から下流へ】をよくご覧ください。

コレステロールや中性脂肪が高い**「脂質異常症」**は、早ければ20代、30代から見られます。もちろん、ステージAですから症状はありません。

これを放っておくとどうなるか。

脂質が血管の内壁にベタベタくっつき、血管がかたくなって動脈硬化が進行します。「まだ若いから」といっても安心はできません。

上流にある脂質異常症が下流にすすむと、血管の内皮細胞を傷つけ、ひいては心筋梗塞を発症させる危険性をはらんでいます。

それでも、クスリによる治療を望まない患者さんが多いというのが、私の実感です。健診で「脂質異常症」と診断されても、正しく管理している人は、およそ25%しかいないというデータもあります。

最初だけクスリを飲んで、しばらくすると中断してしまう人も大勢います。

自分の心臓が上流にあるときは、ほとんどの人が気にしない「脂質異常症」も、その後に**さまざまなサイレントキラーが重なると、虚血性心疾患、心不全の危険性が急激に上昇するのです。**

この流れをどうやって遅らせることができるのか。いかに早く上流から管理できるのか。学びを深め、そこをしっかり考えることが重要なポイントです。

悪玉コレステロールを放置するとこうなる

血管の状態を調べる検査はいろいろありますが、なかでも首にある血管、**頸《けい》動脈をエコーで調べると、プラーク沈着の状態が詳しくわかります。**頸動脈は、脳に血液を直接送る血管であること、首にはあまり皮下脂肪がなく、まっすぐ走行しているので観察しやすいことなど、検査のメリットがたくさんあります。特に脳へ血液を送り込むことから、脳梗塞に直結する評価ができるというのが重要です。

次のページの画像は、悪玉コレステロールが160mg／dℓ以上を指摘されながら、数年間にわたり放置していた人の頸動脈です。セカンドオピニオンで大島医院を受診されました。以前と現在のエコー図を見比べると、血管の内腔が盛り上がって狭くなっているのがわかります。

これが、悪玉コレステロールが原因となったプラークという脂肪の塊です。**コレステロールを放置しただけで、こんなに血管が狭くなってしまいました。**もちろん無症状です。やわらかくて壊れやすいコレステロールを多く含む不安定なプラークが破れると、すぐに血栓ができて血管を詰まらせ、脳梗塞を発症します。それは心筋梗塞も同じであり、悪玉の悪玉たるゆえんです。

ちなみに、悪玉コレステロールと善玉コレステロールの割合、つまり悪玉÷善玉が2・0以上になると、このような脂の塊は大きくなり、逆に2・0

頸動脈エコーで明らかに！
「悪玉コレステロール」を放置してはいけない

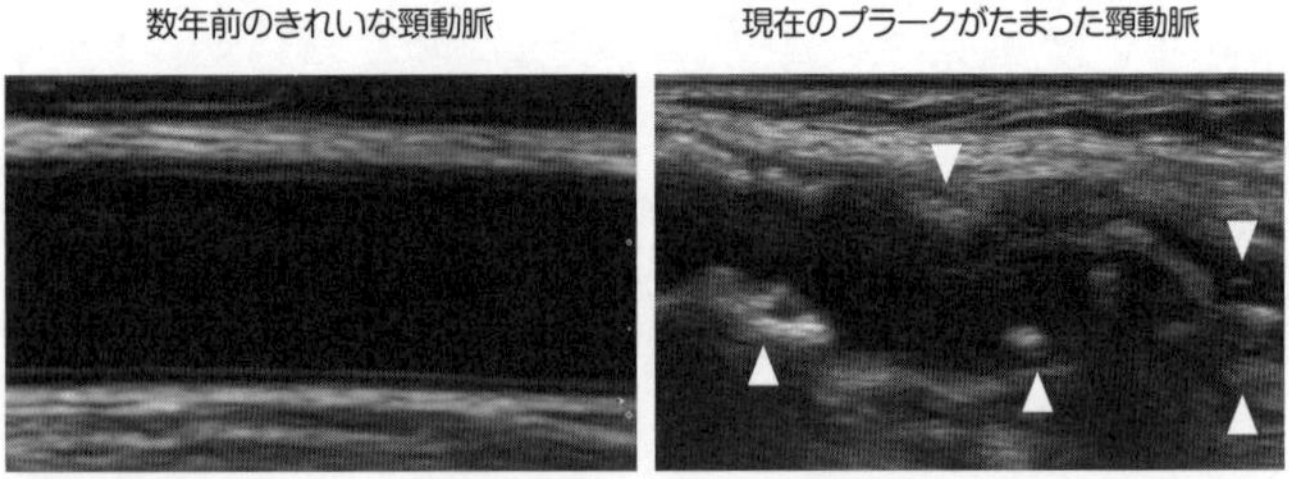

基準値を超える悪玉コレステロールを放置していたら、頸動脈にプラークがついてしまった。（右図）のボッコリ盛り上がっている矢印部分がすべてプラークで、血管が狭窄している

以下になると小さく、1・5以下でさらに小さくなることがわかっています(105)。みなさん、ご自身の健診結果から計算してみてください。

このように、脂質異常症と診断された日本人の半分以上が「上流での治療」をできていないというのが現状です。

日頃からこの病気の危険性について、私はさまざまな場所で訴えてきましたが、まだ油断している人が多く、危険な状況だと感じています。

では、どれほど危険なのか、グラフを紹介しましょう。

このグラフは、いままで世界中で行われてきた脂質異常症に関する大規模臨床試験をまとめた医学研究です。

心筋梗塞の発症や死のリスクとLDL(悪玉)コレステロールの関係を一次予防と二次予防の両面で見ています。縦軸が冠動脈疾患による死や心筋梗塞の発症率、横軸がLDLコレステロールの値です。コレステロール値が低い人は、悪玉コレステロールを下げるスタチン系というクスリを服用しています。

まだ心血管病になったことがない人は一次予防、既往のある人が再発を防ぐのが二次予防です。一次予防も二次予防も、**悪玉の値が高いほど直線的、連続的にリスクが高まる**という、はっきりした結果が出ています(106)。

しかし逆を言えば、下げれば下げるほど、そのリスクが低下すると言えます。ですから、たとえ何の症状がなくても、高い悪玉を放置するのは危険。脂質異常症は上流のうちに、しっかりコントロールしておくことが重要なのです。

日本人だけを対象とした一次予防で、「クスリを飲むべきか?」という最も重

悪玉コレステロールと心臓病の関係

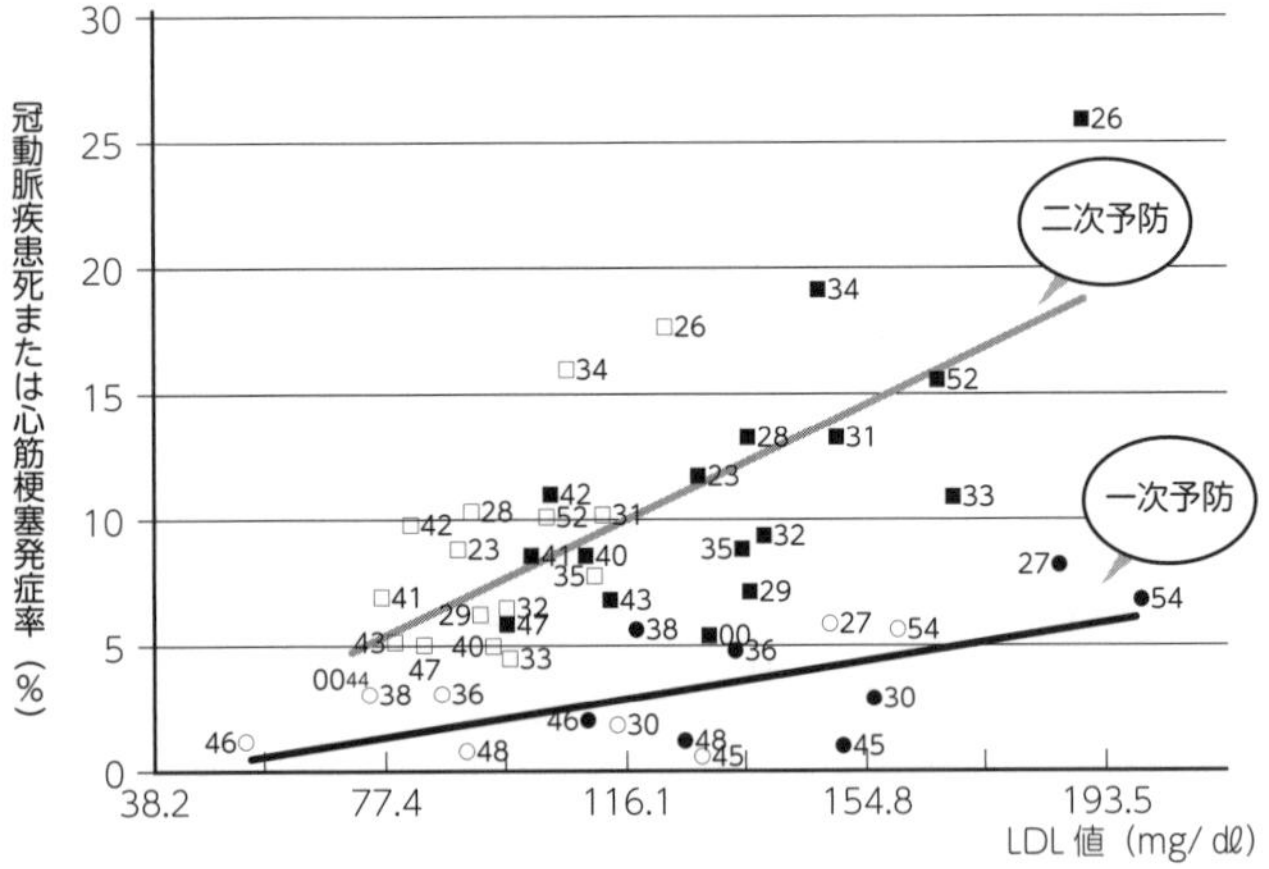

Michael G Silverman,et al. Association Between Lowering LDL-C and Cardiovascular Risk Reduction Among Different Therapeutic Interventions: A Systematic Review and Meta-analysis. JAMA. 2016 Sep 27;316(12):1289-97. より

要なテーマを調べた研究もあります。「食事療法だけのグループ」と「食事療法＋低用量のスタチン系服用グループ」で比較したところ、約5年間の追跡で、「スタチン系のクスリを服用したグループのほうが、狭心症や心筋梗塞の発症が33％も少なかった」という結果でした(107)。

誤った情報を鵜呑みにして、クスリを過度に嫌がるのは命取り。食事療法で十分な効果が得られなければ、正しくクスリのチカラを借りることで、大きな予防効果が期待できます。

残念ながら、悪玉については、運動してもあまり下がらないのが実情です。健康診断で悪玉が高いと指摘された人は、「症状もないし、クスリは飲みたくない」と軽く見ないこと。サイレントキラーの危険因子に応じ、適切に管理しなければなりません。まだ自分が上流にいるうちに、かかりつけ医に相談してみてください。

そもそも、コレステロールによる心血管病の発症率というのは、そのリスクが連続的に上がったり下がったりするため、実はどこからが本当の正常値とすべきかを決めにくいと言えます。

それは、たとえばタバコの本数と似ています。「先生、1日何本までならOKですか」とたずねられますが、実際のところ「やめたほうがいい」と言わざるをえません。5本より4本、3本より2本……と、減らすほどにガンの発症率が下がるからです。

それと同じように、**悪玉の値もリスクが連続的なので、たとえ少し高めという程度の結果でも軽く考えず、少し余裕をもって下げておく意識が大切です。**

高齢からでも遅くない！ 悪玉を減らす健康メリット

悪玉（LDL）コレステロール値を下げるほど、狭心症や心筋梗塞の発症率が低下することは、世界の研究者によって証明されています。

なるべく下げたほうが、心血管病の発症率は下がります。しかも、直線的、連続的に下がっていくのです。

どこまで下げるかについて、具体的なLDL値を目標とするだけでなく、減少率で考えるやり方もあります。**LDLを元の値に対して25%低下させると、冠動脈疾患によって死亡する割合が約30%、全死亡率は約20%以上も下がります。このため、まずはLDLを元の値の20〜30%に低下させることを目標とするのです**(108 109)。

高齢者を対象にした研究もあり、スタチン系の服薬治療で、心筋梗塞を26%、脳卒中を24%、冠動脈疾患による死を23%、総死亡を15%も減少できる効果が示されています(110)。高齢になってからの治療でも、けっして遅くはないのです。

いっぽう、狭心症や心筋梗塞の既往がある人が再発を防ぐためには、LDLの値を70以下まで、しっかり低下させてください。

悪玉をカラダから減らすことで得られる健康的なメリットは、計り知れないのです。

くり返しますが、**健康診断でコレステロールや中性脂肪が高いと指摘されている人は、症状が何もなくても危険意識を高め、まだ自分が上流にいるうちに、適切にコントロールしておくことを強くおすすめします。**

次ページにある2つの画像は、大島医院を紹介受診した患者さんの頸動脈エコー図検査の結果です。「治療前」は、左右の頸動脈に悪玉のかたまりがびっしり付着していて、とても危険な状態でした。

この患者さんは悪玉コレステロール値が高く、それ以外の生活習慣病はなし。そこで正しい食事、運動療法を指導し、コレステロールを下げるスタチン系の投薬をはじめたところ、約1年半で「治療後」のように血管のなかに一度付着した脂の塊がほぼ消失しました。

脂質異常を放置せず、しっかり管理すれば、このように一度付いたプラークでも小さくなるのです。ですから、たとえ症状が何もなくても、早期に発見し、積極的に治療を行うことが、サイレントキラーのマネジメントとしてきわめて重要です。

コレステロール治療によって改善した頸動脈

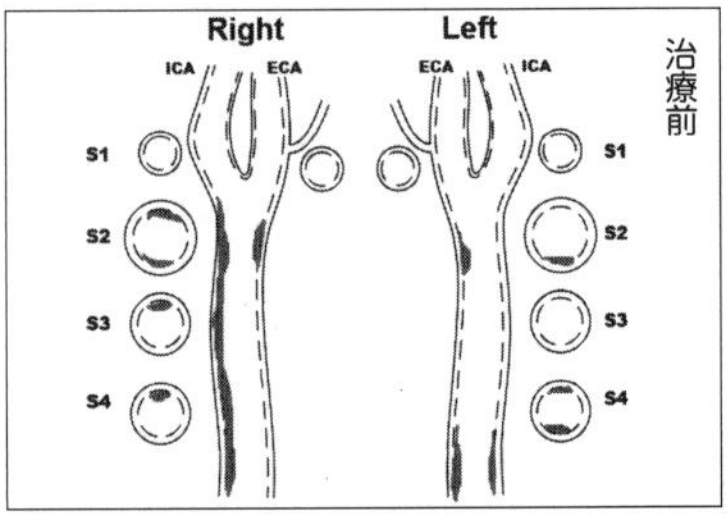

左右の頸動脈にプラークが付いている

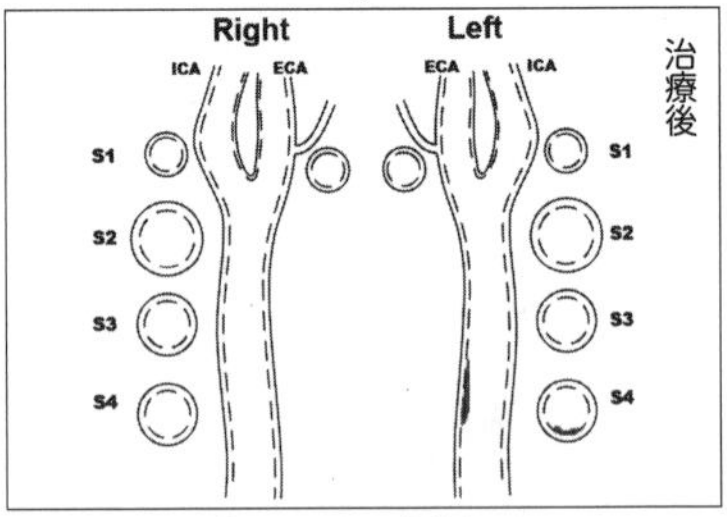

治療によってプラークがほぼ消失した

コレステロールの量は遺伝するってホント？

コレステロールに関して、さらに知っておいてほしいことがあります。

それは、**「家族性コレステロール血症（ＦＨ）」**の人が多いということ。これも非常に重要な話です。

検査結果で悪玉（ＬＤＬ）コレステロールの値が高いと説明すると、「食事と運動療法で治したい」という人がほとんどです。しかし実際には、遺伝子の異常によって悪玉の値が高くなっている人が、たくさんいます。

割合でいえば、**一般人口の２５０から３００人に１人**、狭心症や心筋梗塞にかかった人では30人に１人、悪玉の値が１９０㎎／dℓ以上と異常に高い人では15人に１人の頻度と、意外と多いことがわかります(111,112)。

このＦＨの人は、通常の脂質異常症の人と比べ、狭心症や心筋梗塞のリスクが10〜20倍も高く、少しでも早く診断して、正しく治療を始めなければなりません(113,114)。

正常な場合、悪玉（ＬＤＬ）コレステロールは肝臓に回収されて分解されますが、ＦＨはこの悪玉を肝臓に回収する受容体や、それにかかわる遺伝子に異常があり、**悪玉が分解されず、血液中に大量に残ってしまいます。**

一般に、遺伝子異常の病気は両親から受け継ぎますが、ＦＨは片親から受け継いだ場合を**「ヘテロ接合体」**、両親からの場合を**「ホモ接合体」**といいます。

「ヘテロ接合体」は、悪玉が１８０㎎／dℓを超え、それだけでもかなり重症ですが、「ホモ接合体」のＬＤＬはさらに異常高値となり、３７０㎎／dℓ以上、総コレステロールは４５０㎎／dℓ以上となって、しばしば20～40代で狭心症や心筋梗塞を発症します。

ＦＨが判明したら……米国食品医薬品局（ＦＤＡ）のガイドラインでは、８～10歳のうちに**「スタチン系」**のクスリによる治療を始めることが承認されています(115)。欧州のガイドラインでも小児ＦＨに対しては同様で、さらに「10歳以上では１３５㎎／dℓ未満をめざす」としています(116)。

もちろん日本でも10歳以上から治療を始めることが承認されています。

「まだ子どものうちからクスリを飲んでも大丈夫？」と思われるかもしれませんが、スタチン系のクスリを使用した複数の試験をまとめた研究では、発育や発達に悪影響はなく、しっかりLDL値を下げれば、動脈硬化や血管の内皮機能も大きく改善することがわかっています(117)。

次ページに、15歳以上の成人FHを診断する3つの基準を示しましたので、健康診断で悪玉の値が高いと指摘された人は、ご自身がこの基準に当てはまらないか、必ず確認してください。

FHは心血管病に直結する最恐のサイレントキラー

FHには、どのようなサインがあるのでしょうか。

目で見てわかる異常として、**アキレス腱の肥厚（分厚くなっている）**や、皮膚にできる**皮膚結節性黄色腫**があります。これらを見つけたときは、すぐにかかりつけ医を受診してください。

アキレス腱肥厚は、正確にはレントゲン写真や超音波検査で診断します。皮膚結節性黄色腫は、皮膚にできる黄色いイボのような腫瘍です。10歳くらいから肘、膝、手首、手の甲、おしりなどにあらわれ、成長とともに盛り上がって大きくなります。しばしば、まぶたの内側にある人を見かけますが、FHはまぶた以外の黄色腫で診断します。

家族性コレステロール血症（FH）を診断する3つの基準

①未治療のLDLコレステロール値が180mg／dℓ以上
②FHまたは若年発症した冠動脈疾患の家族歴（第1度近親者）
③手背や肘、膝などの腱黄色腫、アキレス腱肥厚、皮膚の結節性黄色腫

若年発症した冠動脈疾患の家族歴とは、男性55歳未満、女性65歳未満で発症した狭心症や心筋梗塞の人が、第1度近親者にいるかどうかで診断します。

「第1度近親」とは、自分の遺伝子の1／2を持っている血縁者のこと。つまり、両

親と子ども、兄弟姉妹です。祖父、祖母、孫は自分の遺伝子の1／4を持っているので、第2度近親者になります。

ちなみに、法律の世界でよく使われる「親等」とはまったく異なるので、注意してください。第1度親等は両親と子ども、第2度親等は兄弟姉妹、祖父、祖母、孫です。

医療機関では、しばしば遺伝子検査を行い、詳しく診断することがあります。「自分はFHかもしれない」と思ったときは、家族歴をしっかり調べて、それから、かかりつけ医に相談してください。

遺伝子検査が必要と判断されたときは、かかりつけ医から専門機関を紹介してもらえます。「FHヘテロ接合体」と診断されたら、一次予防は「LDL100未満」、二次予防は「同70未満」を目標に治療をします。

第1選択薬は**「スタチン」**です。投与できる最大量のスタチンを服用しても、目標に到達しないときは、**「エゼチミブ」**というクスリを併用します。それでも十分な効果が得られなければ、陰イオン交換樹脂の**「レジン」**や**「プロブコール」**というクスリを追加したり、**「PCSK9阻害薬」**という自己注射のクスリを併用します。

それでも十分な改善が得られなければ、体外循環で、LDLを分離除去する**「アフェレシス治療」**を行います。

「FHホモ接合体」と診断された場合の治療も同様ですが、この場合は必ず専門性の高い医師を受診すること。一連の治療をできるかぎり速やかに行ってください。

正しい治療を受ければ、予後はけっして悪くありません。

FHの人は、一所懸命に運動したり、食事に気をつけても、LDLの値はなかなか下がりません。ちゃんとクスリを飲まないと、若くして心筋梗塞になってしまうケースも多いので、より早くから真剣に向き合っていただきたいと思います。

悪玉コレステロール値が高い人たちのなかには、じつはFHの人がたくさんいると思われます。しかし、その多くが早期の診断を受けていません。

前述のとおり、**第1度近親者のなかに、若くして狭心症や心筋梗塞などの「血管が詰まる病気」になった人がいる場合は、相当に危険なサインといえます。**

これらの条件が揃っていても、見つかっていない人が大勢いるはず。これこそ、恐ろしいサイレントキラーです。知識を深め、より早期に正しく診断し、確かな「100年寿命」をめざしてください。

性格によって心臓力にも強弱がある?

心臓力の強弱は、人間の性格も関係しています。

1959年に米国の医師であるフリードマン氏とローゼンマン氏は、狭心症や心筋梗塞の患者さんに、特徴的な行動パターンがあることを発見しました(118)。心臓病外来の待合室の椅子の前脚が早く擦り切れ短くなっているのを見つけ、待つことにイライラしたり、呼ばれたらすぐに立ち上がれるように浅く腰掛けたりする患者さんが多いことに気づいたのです。

これが、**A、B、C、Dの4種類に分けた性格**のうち、いわゆる「タイプA」がとる行動パターンです。「タイプA」の特徴としては、「達成欲求感が強い」「時間的切迫感がある」「競争心や野心が強い」「攻撃性が高い」「いつもイライラする」などがあり、このような性格の人は要注意です。

仕事に没頭し、頑張り屋で負けず嫌いの「タイプA」の人はストレスをためやすく、それが血圧上昇や心拍数の増加につながり、心筋梗塞を発症するのです。

しかし、数多くの心筋梗塞の患者さんを診てきた私から見ると、そうとばかりはいえません。「タイプA」の人ばかりではないのです。

実際に心筋梗塞を起こしてしまった人に、「何か思い当たることはありませんか?」と尋ねると、「仕事で強いストレスが続いていた」とか、「忙しくて睡眠不足が続き、とても疲れていた」などという声をたくさん聞きました。

リアルな診療の現場から見ると、性格に関係なく、このようにストレスをため込んだカラダこそが、心筋梗塞の発症に大きく関与していると実感しています。

ちなみに、「タイプB」はAの逆で泰然自若とした性格、「タイプC」は感情を表に出さないか抑え込む性格を指すようです。

ついでに加えておくと、近年、「タイプD」の性格が注目を集めています。それは、最も後ろ向きになる感情が強く、**クヨクヨしがちで、対人関係に不安をもちやすい寡黙なタイプです。ここに属する人は、狭心症や心筋梗塞を発症するリスクが3倍も高い**という研究結果があります(119)。

いっぽう岡山県の調査では、65歳以上の46・3%が「タイプD」だったとする結果が出ています(120)。このような人は、健康診断や診療の際に医師と円滑なコミュニケーションをとるのが苦手で、受診さえしにくくなっているケースも多く、ますます注意が必要です。

とはいえ、「100年寿命」を全うするには、そんな話を聞いてクヨクヨしている場合ではありません。

ストレスと心筋梗塞のまずい関係

ストレスが人間のココロにしのび寄り、それが病気を引き起こす大きな原因になっていることは、現代社会ではもはや当たり前といっていいでしょう。災害や近親者の死は強いストレスをもたらしますが、日常的に仕事や人間関係がストレスになっている人も多いと思います。

厚生労働省の調査では、仕事や不安でストレスを感じている労働者は全体の82・2％にのぼり（『労働安全衛生調査』２０２２年）、その割合は20年前と比べて20％以上も増加しています。

ストレスが血圧を上げたり、血管を詰まりやすくしたりして、心筋梗塞や脳卒中のリスクを高める要因となっていることは、もはや世界の常識です。

なかでも血圧は数字で表わすことができてデータを残しやすいので、医学上、ストレスとの関係が長く研究されてきました。

イスラエルの医療機関による研究では、1991年の湾岸戦争の際、警報やミサイル着弾にともなって心筋梗塞の発症数が増加したことが報告され、ストレスと心臓の関係が密接であることがわかりました。

このような精神的・肉体的ストレスが、直接・間接的に心筋梗塞を発症させるのは、日本も同じです。

一般的に、**心筋梗塞の発症は血圧上昇や血管の緊張、血小板凝集亢進《こうしん》（血液が過度に固まりやすくなっている状態）の日内変動に合わせて午前中に多い**のですが、働き盛りの比較的若い世代、特に喫煙者においては、疲れがたまる夜遅い時間帯に発症するなど、社会的な要因も影響しているようです。

加えて、海外でよく見られる**「ブルーマンデー（憂鬱な月曜日）の発症」**は男性に多く、日本では、女性が土曜日に発症することが多いことも知られています。これは、週末に主婦への家事の依存度が高くなるのが要因でしょう。

また、けんかや震災といったストレスが原因で、心臓が一時的に収縮しなくなる病気があり、日本でも大規模な地震の際に多発していることが確認されています。心臓の収縮障害の様子がたこつぼのような形状になることから**「たこつぼ心筋症」**と名づけられており、しばしば心不全を起こすケースもあります。

寝ているときに呼吸が止まる恐ろしさ

寝ている間に呼吸が止まってしまうなんて、想像しただけで恐ろしいことです。

みなさん、こんな症状はありませんか？

「夜中に何度も目が覚める」「寝ていて息が苦しくなる」「大きないびきをかいている（らしい）」「起きたときに頭痛がしたり、カラダが痛かったりする」「居眠り運転をしそうになる」そして、「朝の血圧が高い」……。

もし、これらの症状があれば、**「睡眠時無呼吸症候群（SAS）」**を疑わなければなりません。近年、さまざまなメディアで紹介されてきたおかげで、認知度が上がってきました。ご存じの方も多いでしょう。

睡眠時無呼吸症候群はなぜ起こる？

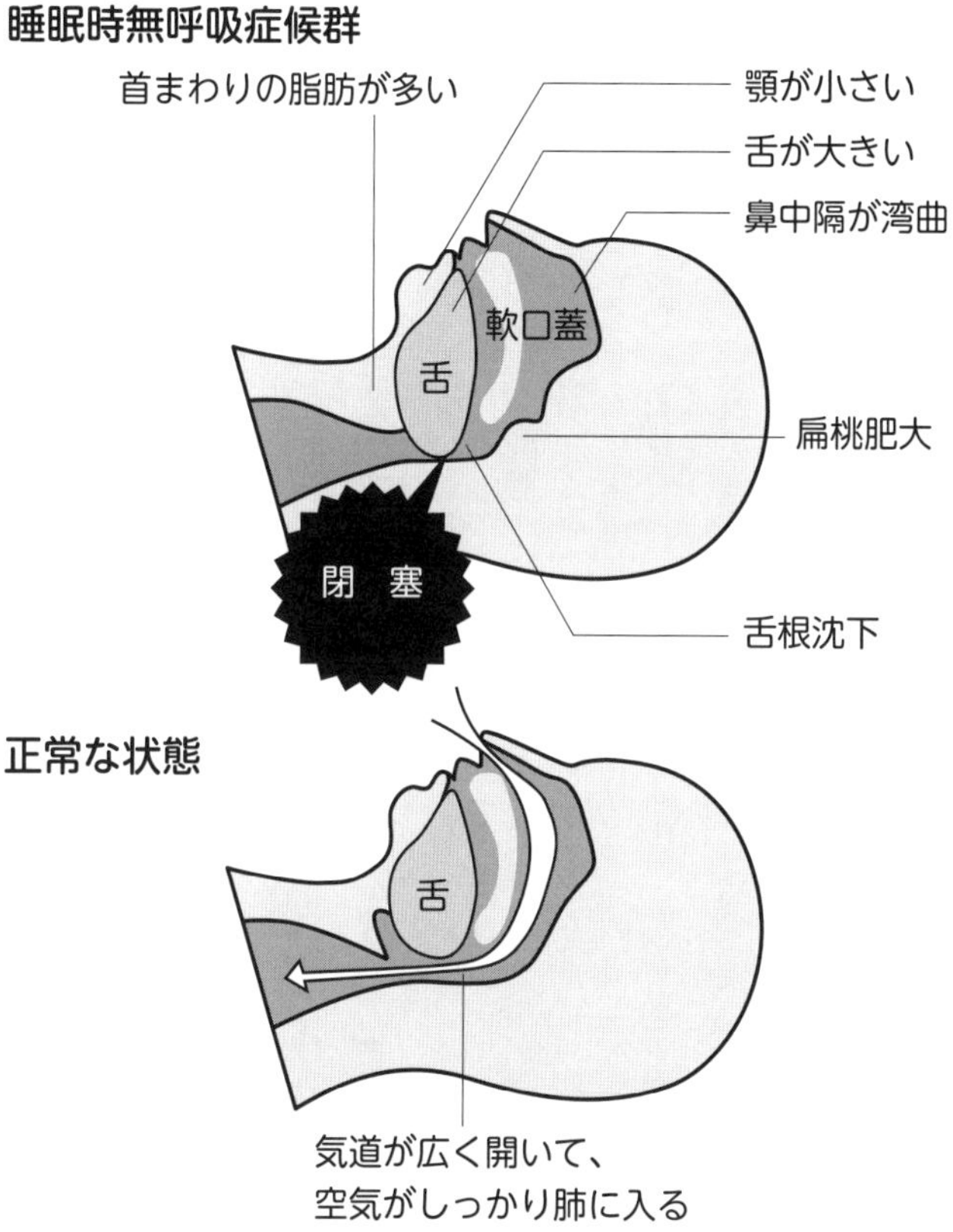

SASの主な原因

- 顎が小さい、舌や扁桃腺が大きい
- 肥満による首周囲の脂肪が気道をふさぐ
- 鼻腔を左右に隔てる鼻中隔が湾曲
- 舌根が沈下して気道を閉塞

仰向けで寝ると、舌根《ぜっこん》が沈下してしまい、空気の通り道が圧迫されて閉塞します。つまり、上から首を絞められて寝ているようなもの。これでは、ずっと苦しみながら睡眠をとっているに違いありません。

その結果、起きてもだるく、日中の眠気や居眠り運転の原因になってしまいます。**呼吸が苦しくなるたびにカラダが目覚めているため、熟睡できないのです。本人は無自覚です。知らない間に何度も眠りが浅くなっているのに、熟睡できないのです。**

これはもう、立派なサイレントキラーといえるでしょう。

日本では中高年の6割が睡眠中にいびきをかきます。それは、呼吸するときに気道の壁が振動するからです。

原因はおもに肥満で、太っているほど気道は狭くなります。さらに、骨格に原因がある場合もあります。日本人をはじめアジア人は欧米人に比べて顔が平たいために、もともと気道が狭いのです。

いびきをかく人のうち、約10人に1人にＳＡＳがあります。

230ページの記録は、「いびきをかくから」といって、検査を受けた人のデータです。検査結果を見ると、波形が上下に振れて、息を吸ったり吐いたりしているのがわかります。そして突然､呼吸が止まりました。なんと、3分10秒も停止していました。自分で意識的に呼吸を止めても、1分間が限界でしょう。それなのに、睡眠時はこんなに止まっているとは……。

本人には昼間の眠気以外に自覚症状はありません。奥さんに「いびきがうるさい」と言われたので、念のために検査を受けようと思ったそうです。隣に奥さんがいてくれて本当によかった。ひとり暮らしでは、そのままスルーしていたことでしょう。

このまま放っておいたら、交通事故だけでなく心血管病のリスクも高まり、とても危険なことになっていました。「100年寿命」に向けて、少しでも兆候があれば、自分がSASかどうかを迷うことなくチェックしてください。

SASによる弊害は、社会面と医学面の2通りあります。どちらも深刻です。

社会面では、昼間の眠気、居眠り運転による交通事故。夜、苦しみながら寝ている

自宅でできる簡易 SAS 検査の様子

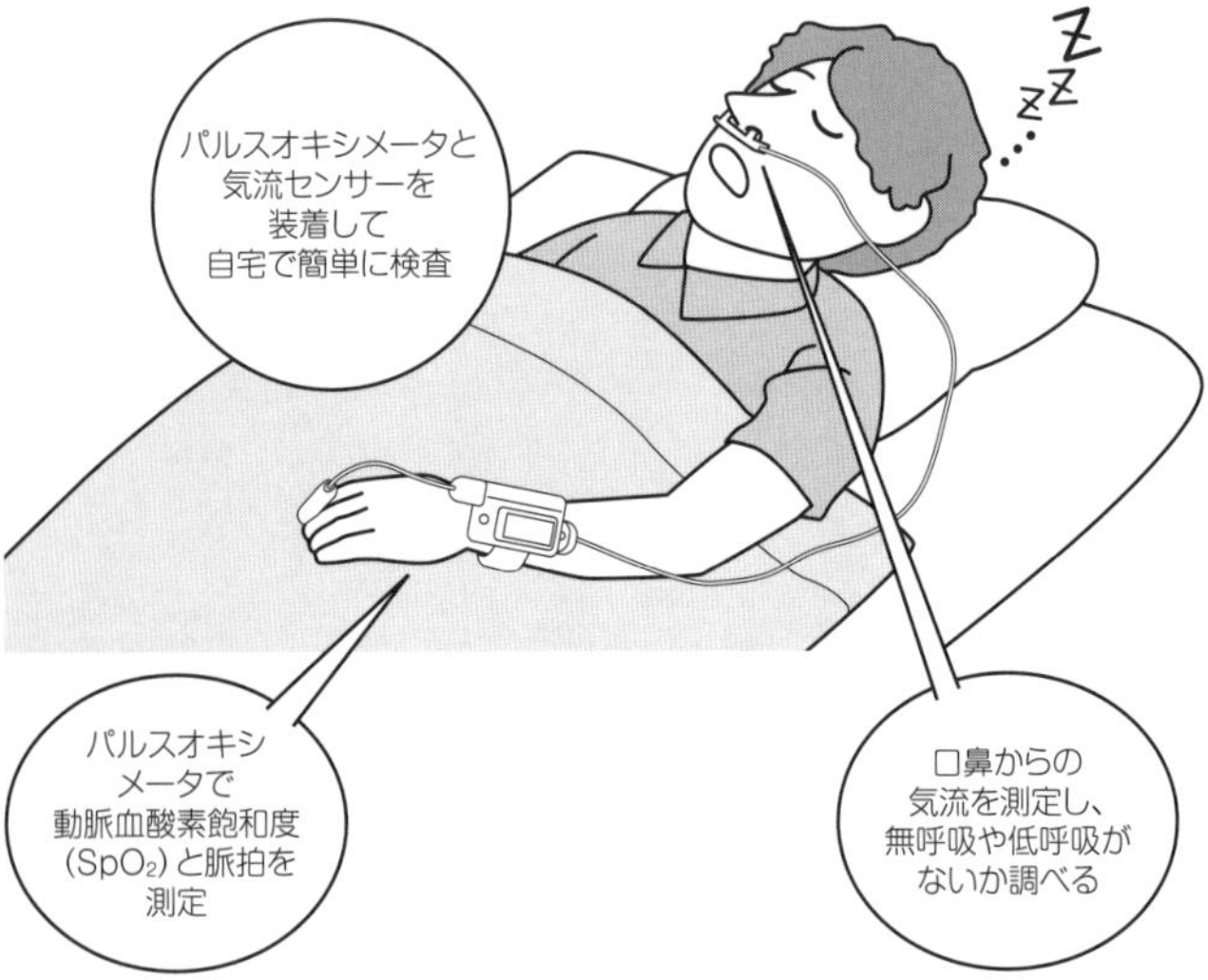

なんと、3 分以上の無呼吸も！

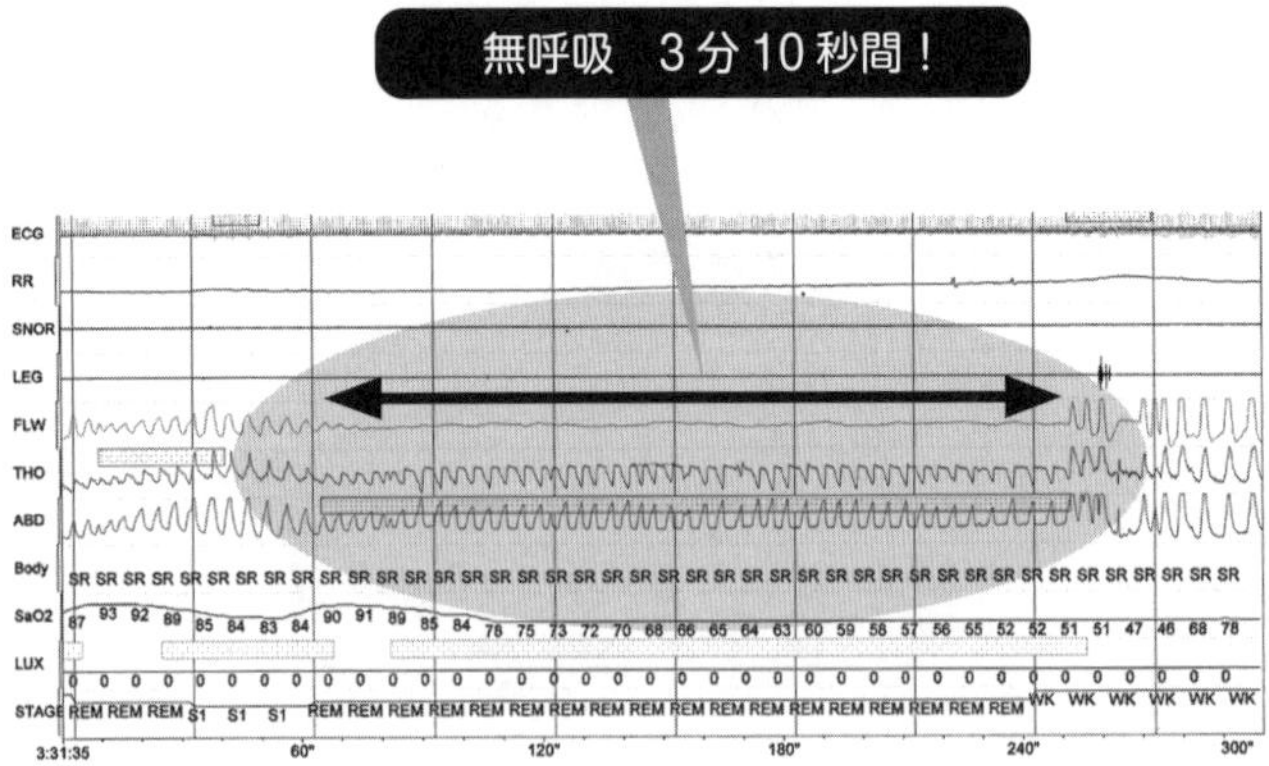

ので、昼間に眠くなるのは当然です。発症すると、事故を起こす危険性が7倍にはね上がります(121)。

いっぽう、医学的見地から見ても、これは重大な問題をはらんでいます。それは、心血管系の発病率を高めてしまうということ。心臓力を低下させる非常に厄介な存在なのです。**発症すると高血圧の危険性が2倍、心筋梗塞や脳梗塞のリスクは4倍に高まります**(122)。

睡眠時無呼吸症候群は治せるか

では、どのように診断し、治療すればいいのでしょうか?

当たり前ですが、そのためにはまず、寝なければなりません。**基幹病院などの医療機関で実際に寝て、壁の向こう側の監視室で一晩中、監視します。**

睡眠中に呼吸モニターを装着して行う検査で、1回につき10秒以上呼吸が止まれば「無呼吸」、10秒以上呼吸が浅くなれば「低呼吸」として、これらが1時間に発生する回数をカウントします。この数値を「無呼吸低呼吸指数（ＡＨＩ：Apnea Hypopnea Index）」といいます。

昼間に眠気を感じたり、就寝中に過度の疲労感、窒息感とともに目覚めたり、家族やパートナーに睡眠中のいびきや呼吸停止を指摘されたことがある人、また、高血圧や気分障害、認知機能障害、狭心症、心筋梗塞、あるいは脳卒中、心房細動、心不全、糖尿病などがある人で、ＡＨＩの値が５以上あると、「睡眠時無呼吸症候群」と診断します。ＡＨＩが30を超えたら「重症」です。

病院に入院して行う検査では、呼吸や脳波などさまざまなデータを取るため、ぐるぐる巻きにされ、緊張のあまり、しっかり寝られない人もいます。ですから、クリニックでは貸し出し用の簡易検査キットがあり、自宅で検査することも可能です。

怪しいと思ったら、まずはかかりつけ医に相談してください。

ＳＡＳを治療するには、**CPAP（シーパップ）**という機器を使います。本体は１kg前後で、ホースとマウスが付いています。この機器は１９８１年にその有効性が報告され、現在では世界中で広く活用されています。

睡眠時、口や鼻にマスクを装着し、CPAPで風圧をかけて沈下した舌根を上げ、気道を押し広げるという仕組みです。これで熟睡が期待できますし、マスクがピタリと合う人は劇的に改善します。SASと診断され、CPAPの適応がある人は、すぐに治療をはじめてください。

ちなみに、**病院の検査で1時間に20回、自宅での簡易検査で40回を超えたら保険が適用されます。**

・編集協力　佐野之彦
・カバーデザイン　藤塚尚子（e to kumi)
・本文デザイン・イラスト　中西啓一（panix）
・校正　川平いつ子
・出版プロデュース　中野健彦

99) "Eguchi K, et al. Short sleep duration as an independent predictor of cardiovascular events in Japanese patients with hypertension.Arch Intern Med. 2008; 168: 2225-2231."
100) "Kabutoya T, et al. The effect of pulse rate and blood pressure dipping status on the risk of stroke and cardiovascular disease in Japanese hypertensive patients. Am J Hypertens. 2010; 23: 749-755."
101) "Klingbeil AU, et al. A meta-analysis of the effects of treatment on left ventricular mass in essential hypertension. Am J Med. 2003;115: 41-46."
102) "Soliman EZ, et al.; SPRINT Research Study Group. Effect ofIntensive Blood Pressure Lowering on Left Ventricular Hypertrophy in Patients With Hypertension: SPRINT (Systolic Blood Pressure Intervention Trial). Circulation. 2017; 136: 440-450."
103) "Verdecchia P, et al. Prognostic signifi cance of serial changes in left ventricular mass in essential hypertension. Circulation. 1998;97: 48-54."
104) "Verdecchia P,et al. Blood pressure reduction and renin-angiotensin system inhibition for prevention of congestive heart failure: a meta-analysis. Eur Heart J 2009;30: 679_688."
105) "Stephen J Nicholls,et al. Statins, high-density lipoprotein cholesterol, and regression of coronary atherosclerosis. JAMA. 2007 Feb 7;297(5):499-508."
106) "Michael G Silverman,et al. Association Between Lowering LDL-C and Cardiovascular Risk Reduction Among Different Therapeutic Interventions: A Systematic Review and Meta-analysis. JAMA. 2016 Sep 27;316(12):1289-97."
107) "Nakamura H, et al.: Primary prevention of cardiovascular disease with pravastatin in Japan (MEGA Study): a prospective randomized controlled trial. Lancet 2006; 368:1155—1163."
108) "Fager G, et al.Cholesterol reduction and clinical benefit. Are there limits to our expectations? Arterioscler Thromb Vasc Biol 1997;17:3527-33."
109) "Baigent C, et al. Efficacy and safety of cholesterol-lowering treatment: prospective meta-analysis of data from 90,056 participants in 14 randomised trials of statins. Lancet 2005;366:1267-78."
110) "Roberts CG, et al.Efficacy and safety of statin monotherapy in older adults: a meta-analysis.J Gerontol A Biol Sci Med Sci 2007; 62:879—887."
111) "Akioyamen LE, et al. Estimating the prevalence of heterozygous familial hypercholesterolaemia: a systematic review and meta-analysis. BMJ Open 2017;7:e016461."
112) "Beheshti SO, et al. Worldwide prevalence of familial hypercholesterolemia: meta-analyses of 11 million subjects. J Am Coll Cardiol 2020;75:2553-66."
113) "Hutter CM, et al. Familial hypercho-lesterolemia, peripheral arterial disease, and stroke: a HuGE minireview. Am J Epidemiol 2004;160:430-5."
114) "Akioyamen LE, et al. Risk of ischemic stroke and peripheral arterial disease in heterozygous familial hypercholesterolemia: a meta-analysis. Angiology 2019;70:726-36."
115) "Expert Panel on Integrated Guidelines for Cardiovascular Health and Risk Reduction in Children and Adolescents, National Heart, Lung, and Blood Institute. Expert panel on integrated guidelines for cardiovascular health and risk reduction in children and adolescents: summary report.Pediatrics 2011; 128 Suppl 5: S213-56"
116) "Authors/Task Force Members, ESC Committee for Prac- tice Guidelines (CPG), ESC National Cardiac Societies. 2019 ESC/EAS guidelines for the management of dyslipi- daemias: lipid modification to reduce cardiovascular risk. Atherosclerosis 2019;290:140-205."
117) "Vuorio A, et al. Statins for children with familial hypercholesterolemia. Cochrane Data base Syst Rev 2019;2019."
118) "Friedman, M. & Rosenman, R. Association of specific overt behavior pattern with blood and cardiovascular findings. /. Am. Med. Assoc. (169)1286-1296, 1959."
119) "Johan D,et al. A general propensity to psychological distress affects cardiovascular outcomes: evidence from research on the type D (distressed) personality profile.Circ Cardiovasc Qual Outcomes. 2010 Sep;3(5):546-57."
120) "Y.Kasai,et al. Type D personality is associated with psychological distress and poor self-rated health among the elderly: a population-based study in Japan.PLoS One.2013 Oct 17;8(10):e77918. "
121) "L J Findley,et al.Automobile accidents involving patients with obstructive sleep apnea.Am Rev Respir Dis. 1988 Aug;138(2):337-40. "
122) "P E Peppard,et al.Prospective study of the association between sleep-disordered breathing and hypertension.N Engl J Med. 2000 May 11;342(19):1378-84. "

disease, and cancer: systematic review and dose-response meta-analysis of prospective cohort studies. BMJ 2014;349:g4490."
76) "Kwok CS, et al. Dietary components and risk of cardiovascular disease and all-cause mortality: a review of evidence from meta-analyses. Eur J Prev Car- diol 2019;26:1415-29."
77) "Koert VI, Brian Wansink. Plate Size and Color Suggestibility: The Delboeuf Illusion's Bias on Serving and Eating Behavior.Journal of Consumer Research 2012;39:215-228."
78) "Bleys J,et al. Vitamin-mineral supplementation and the progression of atherosclerosis: a meta-analysis of randomized controlled trials. Am J Clin Nutr 2006;84:880-7."
79) "Salonen RM,et al. Six-year effect of combined vitamin C and E supplementation on atherosclerotic progression: the Antioxidant Supplementation in Atherosclerosis Prevention(ASAP) Study. Circulation 2003;107:947-53."
80) "Khan SU,et al. Effects of nutritional supplements and dietary interventions on cardiovascular outcomes. an umbrella review and evidence map. Ann Intern Med 2019;171:190-8." 81) "Lonn E,et al. Effects of long-term vitaminE supplementation on cardiovascular events and cancer. A randomized controlled trial. JAMA 2005;293:1338-47."
82) "Lee DH,et al. Does supplemental vitamin C increase cardiovascular disease risk in women with diabetes? Am J Clin Nutr 2004;80:1194-200."
83) "Waters DD,et al. Effects of hormone replacement therapy and antioxidant vitamin supplements on coronary atherosclerosis in postmenopausal women. A randomized controlled trial. JAMA 2002;288:2432-40."
84) "Sch_rks M,et al. Effects of vitamin E on stroke subtypes: meta-analysis of randomised controlled trials. BMJ 2010;341:c5702."
85) "Sesso HD,et al. Vitamins E and C in the prevention of cardiovascular disease in men: the Physicians' Health Study II randomized controlled trial.JAMA 2008;300:2123-33."
86) "M.Tsuboi,et al.Mortality and mobility after hip fracture in Japan A TEN-YEAR FOLLOW-UP. The Journal of Bone & Joint Surgery British 2007.89.461-466."
87) "Ikeda N, et al. Adult mortality attributable to preventable risk factors for non-communicable diseases and injuries in Japan: a comparative risk assessment. PLoS Med. 2012; 9: e1001160."
88) "Law MR, et al. Use of blood pressure lowering drugs in the prevention of cardiovascular disease: meta-analysis of 147 randomised trials in the context of expectations from prospective epidemiological studies. BMJ. 2009; 338: b1665. "
89) "Thomopoulos C, et al. Effects of blood pressure lowering on outcome incidence in hypertension. 1. Overview, meta-analyses, and meta-regression analyses of randomized trials. J Hypertens.2014;32: 2285-2295. "
90) "Ettehad D, et al. Blood pressure lowering for prevention of cardiovascular disease and death: a systematic review and metaanalysis.Lancet. 2016; 387: 957-967."
91) "Ohkubo T,et al.How many times should blood pressure be measured at home for better prediction of stroke risk? Ten-year follow-up results from the Ohasama study. J Hyperte ns.2004;22:1099-1104."
92) "Imai Y, et al. The reason why home blood pressure measurements are preferred over clinic or ambulatory blood pressure in Japan. Hypertens Res. 2013; 36: 661-672."
93) "Levy D, et al. Prognostic implications of echocardiographically determined left ventricular mass in the Framingham Heart Study.N Engl J Med. 1990; 322: 1561-1566."
94) "Kario K, et al. Silent and clinically overt stroke in older Japanese subjects with white-coat and sustained hypertension. J Am Coll Cardiol. 2001; 38: 238-245."
95) "Matsui Y, et al. Subclinical arterial damage in untreated masked hypertensive subjects detected by home blood pressure measurement.Am J Hypertens. 2007; 20: 385-391."
96) "Whelton PK, et al. 2017 ACC/AHA/AAPA/ABC/ACPM/AGS/APhA/ASH/ASPC/NMA/PCNA Guideline for the Prevention,Detection, Evaluation, and Management of High Blood Pressure in Adults: A Report of the American College of Cardiology/American Heart Association Task Force on Clinical PracticeGuidelines. Hypertension. 2018; 71: e13-e115."
97) "Nishinaga M, et al. High morning home blood pressure is associated with a loss of functional independence in the communitydwelling elderly aged 75 years or older. Hypertens Res. 2005; 28:657-663."
98) "Kario K, et al. Nocturnal fall of blood pressure and silent cerebrovascular damage in elderly hypertensive patients. Advanced silent cerebrovascular damage in extreme dippers. Hypertension.1996; 27: 130-5."

systematic review and meta-analysis. Am J Clin Nutr 2013;98:146-59."
50) "Djoussé L,et al. Dietary cholesterol and coronary artery disease: a systematic review. Curr Atheroscler Rep 2009;11:418-22."
51) "Yamagishi K,et al. Dietary intake of saturated fatty acids and incident stroke and coronary heart disease in Japanese communities: the JPHC Study. Eur Heart J 2013;34:1225-32."
52) "Toshiharu N,et al. Association between ratio of serum eicosapentaenoic acid to arachidonic acid and risk of cardiovascular disease: the Hisayama Study. Atherosclerosis. 2013 Dec;231(2):261-7."
53) "Keys A,et al.Epidemiological studies related to coronary heart disease:characteristics of men aged40-59 in seven countries.Acta Med Scand 1966;460(Suppl):1-392"
54) "H O Bang, J Dyerberg,et al.The composition of the Eskimo food in north western Greenland.Am J Clin Nutr. 1980 Dec;33(12):2657-61."
55) "Yasusi S,et al.Effects of EPA on coronary artery disease in hypercholesterolemic patients with multiple risk factors: Sub-analysis of primary prevention cases from the Japan EPA Lipid Intervention Study (JELIS).Atherosclerosis Volume 200, Issue 1, September 2008, 135-140"
56) "Zhuang P, et al. Dietary fats in relation to total and cause-specific mortality in a prospective cohort of 521,120 individuals with 16 years of follow-up. Circ Res 2019;124:757-68."
57) "Saber H,et al. Omega-3 fatty acids and incident ischemic stroke and its atherothrombotic and cardioembolic subtypes in 3 US cohorts. Stroke 2017;48:2678-85."
58) "de Roos B,et al. A high intake of industrial or ruminant trans fatty acids does not affect the plasma proteome in healthy men. Proteomics 2011;11:3928- 34."
59) "Wang DD,et al. Association of specific dietary fats with total and cause-specific mortality. JAMA Intern Med 2016;176:1134-45."
60) "Nagasawa Y,et al. The impact of serum trans fatty acids concentration on plaque vulnerability in patients with coronary artery disease: assessment via optical coherence tomography. Atherosclerosis 2017;265:312-7."
61) "Honda T,et al. Serum elaidic acid concentration and risk of dementia. The Hisayama Study. Neurology 2019;93:1-12."
62) "Kobayashi S, et al. Both comprehensive and brief self administered diet history questionnaires satisfactorily rank nutrient intakes in Japanese adults. J Epidemiol 2012; 22: 151-9."
63) "Sasaki S, et al. Development of substituted fatty acid food composition table for the use in nutritional epidemiologic studies for Japanese populations: its methodological backgrounds and the evaluation.J Epidemiol.1999;9:190-207."
64) "Muraki I,et al. Rice consumption and risk of cardiovascular disease: results from a pooled analysis of 3 U.S. cohorts. Am J Clin Nutr 2015;101:164-72."
65) "Eshak ES, et al. Rice consumption is not associated with risk of cardiovascular disease morbidity or mortality in Japanese men and women: a large population-based, prospective cohort study. Am J Clin Nutr2014;100:199-207"
66) "Robert E Steinert,et al. Effects of carbohydrate sugars and artificial sweeteners on appetite and the secretion of gastrointestinal satiety peptides. Br J Nutr. 2011 May;105(9):1320-8."
67) "Charlotte Debras et al.Artificial Sweeteners and Risk of Type 2 Diabetes in the Prospective NutriNet-Santé Cohort, Diabetes Care. 2023 ;46(9):1681-1690."
68) "Liu L,et al. Fiber consumption and all-cause,cardiovascular, and cancer mortalities: a systematic review and meta-analysis of cohort studies. Mol Nutr Food Res 2015;59:139-46."
69) "Reynolds A,et al. Carbohydrate quality and human health: a series of systematic reviews and meta-analyses. Lancet 2019;393:434-45"
70) "Threapleton DE,et al. Dietary fibre intake and risk of cardiovascular disease: systematic review and meta-analysis. BMJ 2013;347:f6879."
71) "Threapleton DE,et al. Dietary fiber intake and risk of first stroke: a systematic review and meta-analysis. Stroke 2013;44:1360-8."
72) "Schwingshackl L,et al. Potatoes and risk of chronic disease: a systematic review and dose-response meta-analysis. Eur J Nutr 2019;58:2243-51."
73) "Li L,et al. Buckwheat and CVD risk markers: a systematic review and meta-analysis. Nutrients 2018;10:619."
74) "Yip CSC,et al. The associations of fruit and vegetable intakes with burden of diseases: a systematic review of meta-analyses. J Acad Nutr Diet 2019;119:464-81."
75) "Wang X, et al. Fruit and vegetable consumption and mortality from all causes, cardiovascular

394: 2173 -83"
22）"Everhart JE, et al: Fatty liver: think globally. Hepatology 51: 1491-1493, 2010."
23）"Saori Kakehi , Yoshifumi Tamura ,et al. Increased intramyocellular lipid/impaired insulin sensitivity is associated with altered lipid metabolic genes in muscle of high responders to a high-fat diet.Am J Physiol Endocrinol Metab. 2016 Jan 1;310(1):E32-40."
24）"Konishi M, et al: Association of pericardial fat accumulation rather than abdominal obesity with coronary atherosclerotic plaque formation in patients with suspected coronary artery disease. Atherosclerosis 2010; 209:573-578."
25）"Global, regional, and national burden of diabetes from 1990 to 2021, with projections of prevalence to 2050: a systematic analysis for the Global Burden of Disease Study 2021. Lancet 2023; 402: 203–234"
26）"Siddarth P,et al. Sedentary behavior associated with reduced medial temporal lobe thickness in middle-aged and older adults. PLoS One. 2018 Apr 12;13(4):e0195549."
27）"Bauman A,et al.The descriptive epidemiology of sitting. A 20-country comparison using the International Physical Activity Questionnaire (IPAQ). Am J Prev Med. 2011 Aug;41(2):228-35."
28）"Van der Ploeg, et al. Sitting Time and All-Cause Mortality Risk in 222,497 Australian Adults. Arch Intern Med. 2012;172(6):494-500."
29）"Francisco Javier Basterra-Gortari, et al. Television viewing, computer use, time driving and all-cause mortality: the SUN cohort.J Am Heart Assoc. 2014 Jun 25;3(3):e000864."
30）"Barbara Vizmanos, et al.Longer siestas linked to higher risk of obesity, metabolic syndrome, and high blood pressure. Obesity:2023;31:1227–1239."
31）"Androniki N,et al.Siesta in healthy adults and coronary mortality in the general population. Arch Intern Med. 2007 Feb 12;167(3):296-301"
32）"E.Saito,et al, Association of coffee intake with total and cause-specific mortality in a Japanese population: the Japan Public Health Center-based Prospective Study. Am J Clin Nutr. 2015 May;101(5):1029-37."
33）"A.Tverdal,et al.Coffee consumption and mortality from cardiovascular diseases and total mortality: Does the brewing method matter? Eur J Prev Cardiol. 2020 Dec;27(18):1986-1993."
34）厚生労働省 e- ヘルスネット「禁煙の効果」
35）"Ren Y, et al.Chocolate consumption and risk of cardiovascular diseases: a meta-analysis of prospective studies.Heart 2019; 105: 49-55."
36）e-Stat 令和３年人口動態調査（厚生労働省 人口動態統計）
37）"M J Parsons,et al. Social jetlag, obesity and metabolic disorder: investigation in a cohort study. Int J Obes (Lond). 2015 May;39(5):842-8."
38）"Kenta Y,et al.Poor trunk flexibility is associated with arterial stiffening.Am J Physiol Heart Circ Physiol. 2009 Oct;297(4):H1314-8."
39）"Jonathan Myers, et al. Exercise Capacity and Mortality among Men Referred for Exercise Testing. N Engl J Med 2002; 346:793-801."
40）"Romualdo B,et al. Randomized, controlled trial of long term moderate exercise training in chronic heart failure. Circulation 1999 ; 99 : 1173-118"
41）"Gareth Hagger-Johnson,et al.Sitting Time, Fidgeting, and All-Cause Mortality in the UK Women's Cohort Study. Am J Prev Med 2016;50:154 60."
42）厚生労働省「健康づくりのための身体活動基準」
43）"R Belardinelli, et al.Randomized, controlled trial of long-term moderate exercise training in chronic heart failure: effects on functional capacity, quality of life, and clinical outcome. Circulation. 1999 Mar 9;99(9):1173-82. "
44）"Alexander Mok,et al.Physical activity trajectories and mortality: population based cohort study. : BMJ 2019;365:l2323"
45）"Sacks FM, et al.; DASH-Sodium Collaborative Research Group.Effects on blood pressure of reduced dietary sodium and the Dietary Approaches to Stop Hypertension (DASH) diet. N Engl J Med. 2001; 344: 3-10."
46）厚生労働省「日本人の食摂取基準（2020 年版）」
47）"WHO. Guideline: Potassium intake for adults and children. Geneva, World Health Organization（WHO）, 2012"
48）"Zhong VW,et al. Associations of dietary cholesterol or egg consumption with incident cardiovascular disease and mortality.JAMA 2019;321:1081-95."
49）"Shin JY, et al. Egg consumption in relation to risk of cardiovascular disease and diabetes: a

参考文献　References

01）"Levy D, et al. Prognostic implications of echocardiographically determined left ventricular mass in the Framingham Heart Study.N Engl J Med. 1990; 322: 1561-1566."

02）"Tozawa M,et al. Blood pressure predicts risk of developing endstage renal disease in men and women. Hypertension. 2003; 41:1341-1345."

03）"Murakami Y, et al.; Evidence for Cardiovascular Prevention From Observational Cohorts in Japan Research Group (EPOCHJAPAN).Relation of blood pressure and all-cause mortality in 180,000 Japanese participants: pooled analysis of 13 cohort studies.Hypertension. 2008; 51: 1483-1491. "

04）"Ikeda N, et al. Adult mortality attributable to preventable risk factors for non-ommunicable diseases and injuries in Japan: a comparative risk assessment. PLoS Med. 2012; 9: e1001160. "

05）"Dena Ettehad,et al.Blood pressure lowering for prevention of cardiovascular disease and death: a systematic review and meta-analysis. Lancet 2016; 387: 957–67"

06）"Okamura T, et al. Low-density lipoprotein cholesterol and non-high-density lipoprotein cholesterol and the incidence of cardiovascular disease in an urban Japanese cohort study: the Suita study. Atherosclerosis 2009;203:587-92."

07）"Saito I, Yamagishi K, Kokubo Y, et al. Non-high-density lipoprotein cholesterol and risk of stroke subtypes and coronary heart disease: the Japan Public Health Center- Based Prospective（JPHC）Study. J Atheroscler Thromb2020;27:363-74."

08）"Kitamura A, Noda H, Nakamura M, et al. Association between non-high-density lipoprotein cholesterol levels and the incidence of coronary heart disease among Japanese: the Circulatory Risk in Communities Study（CIRCS）. J Atheroscler Thromb 2011;18:454-63."

09）"Imamura T, Doi Y, Ninomiya T, et al. Non-high-density lipoprotein cholesterol and the development of coronary heart disease and stroke subtypes in a general Japanese population: the Hisayama Study. Atherosclerosis2014;233:343-8."

10）Pravastatin use and risk of coronary events and cerebral infarction in japanese men with moderate hypercholesterolemia: the Kyushu Lipid Intervention Study. J Atheroscler Thromb 2000;7:110-21.

11）"Nakamura H, et al. Primary prevention of cardiovascular disease with pravastatin in Japan（MEGA Study）: a prospective randomised controlled trial.Lancet 2006;368:1155-63."

12）"Ito H, et al. A comparison of low versus standard dose pravastatin therapy for the prevention of cardiovascular events in the elderly: the pravastatin anti- atherosclerosis trial in the elderly（PATE）. J AtherosclerThromb 2001;8:33-44."

13）"Sugiyama D, et al. Hypercholesterolemia and lifetime risk of coronary heart disease in the general Japanese population: results from the Suita Cohort Study. J Atheroscler Thromb 2020;27:60-70."

14）"Honda T, et al. Development and validation of a risk prediction model for atherosclerotic cardiovascular disease in Japanese adults: the Hisayama Study. J Atheroscler Thromb 2022;29:345-61."

15）"Yatsuya H,et al. Development of a point-based prediction model for the incidence of total stroke: Japan public health center study. Stroke 2013;44:1295-302."

16）"Wang N, et al. Intensive LDL cholesterol-lowering treatment beyond current recommendations for the prevention of major vascular events: a systematic review and meta-analysis of randomised trials including 327037 participants. Lancet Diabetes Endocrinol 2020;8:36-49."

17）"Baigent C, et al. Efficacy and safety of more intensive lowering of LDL cholesterol: a meta-analysis of data from 170,000 participants in 26 randomised trials. Lancet 2010;376:1670-81."

18）"Hirata T, et al. A pooled analysis of the association of isolated low levels of high-density lipoprotein cholesterol with cardiovascular mortality in Japan. Eur J Epidemiol 2017;32:547-57."

19）"Watanabe J,et al. Isolated low levels of high-density lipoprotein cholesterol and stroke incidence: JMS Cohort Study. J Clin Lab Anal 2020;34:e23087."

20）"Hirata A, et al. Association of extremely high levels of high-density lipoprotein cholesterol with cardiovascular mortality in a pooled analysis of 9 cohort studies including 43,407 individuals: the EPOCH-JAPAN study. J Clin Lipidol 2018;12:674-84.e5."

21）"Fabian J Brunner,et al. Application of non-HDL cholesterol for population-based cardiovascular risk stratification: results from the Multinational Cardiovascular Risk Consortium. Lancet 2019;

【著者紹介】

大島　一太（おおしま・かずたか）

◉——医師・医学博士。大島医院院長、東京医科大学循環器内科学分野、東京医科大学八王子医療センター循環器内科兼任講師、日本看護協会看護研修学校非常勤講師、日本循環器学会心不全療養指導士実務部委員、日本心臓病学会特別正会員・フェロー・心臓病上級臨床医、Japan Cardiology Clinic Network理事など。

◉——平成８年東京医科大学卒業、同大学院修了。聖路加国際病院循環器内科、東京医科大学八王子医療センター循環器内科、東京医科大学病院循環器内科に勤務。日本循環器学会や日本心臓病学会、日本不整脈心電学会、日本集中治療医学会、日本救急医学会など、多くの学術集会で教育講演を行い、シンポジスト、座長、査読委員などを歴任。日本看護協会、東京都看護協会、日本臨床衛生検査技師会、東京都臨床検査技師会などでは長年にわたり教育、研修講師を担当。テルモ株式会社の技術開発アドバイザーなどにも携わり、循環器病学の発展に広く貢献。連日行列となる地域密着の開業医でもあり、大学病院の専門性を兼務する、きわめて質の高い地域医療を正しく丁寧に実践している正統派のスペシャリストである。

◉——おもな著書に『Dr.大島一太の７日でわかる心不全』（日総研出版）、『これならわかる！　心電図の読み方』（ナツメ社）、『心電図の読み方　Dr.大島一太の心電図講座』（看護の科学社）、共著に『あなたの家族が病気になったときに読む本　狭心症・心筋梗塞』（講談社）などがある。医学系専門誌への執筆は100編以上、その他、健康誌、スポーツ誌など多数執筆。

100歳《さい》まで元気《げんき》でいたければ心臓力《しんぞうりょく》を鍛《きた》えなさい

2024年２月１９日　　第１刷発行

著　者——大島　一太

発行者——齊藤　龍男

発行所——株式会社かんき出版

東京都千代田区麴町4-1-4 西脇ビル　〒102-0083

電話　営業部：03(3262)8011㈹　編集部：03(3262)8012㈹

FAX　03(3234)4421　振替　00100-2-62304

https://kanki-pub.co.jp/

印刷所——図書印刷株式会社

　ISBN978-4-7612-7718-5 C0030